Während der Schwangerschaft kannst du deinen ganz persönlichen Mutterpass immer bei dir haben. Du selbst bist die Expertin für deine Schwangerschaft, daher darfst du deinen Mutterpass selbst ausfüllen. Du brauchst keinen Stempel und auch nicht die Unterschrift eines Arztes.

Solltest du dich für eine medizinische Schwangerenvorsorge entscheiden, kannst du deinen Mutterpass zu den Untersuchungen mitbringen oder die wichtigsten Untersuchungsergebnisse anschließend selbst in deinen persönlichen Pass eintragen.

Dein Mutterpass kann für dich zu einem wichtigen Dokument werden, das den Schwangerschaftsverlauf dokumentiert und später eine schöne Erinnerung an die Zeit der Schwangerschaft darstellt.

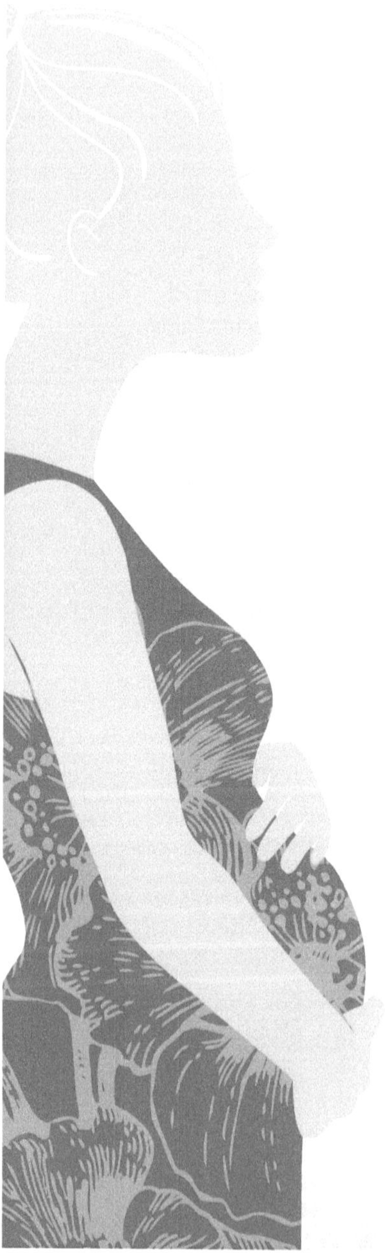

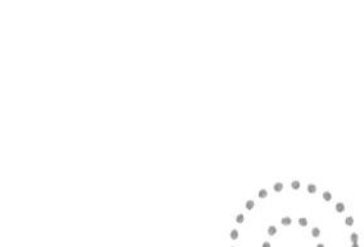
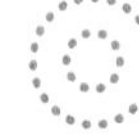

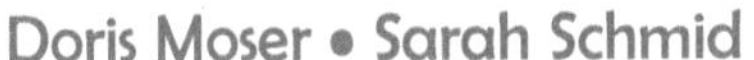
Doris Moser • Sarah Schmid

Mein *privater* Mutterpass

Meine Schwangerschaft selbst dokumentiert

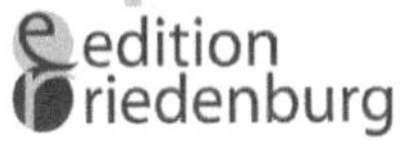

Bibliografische Information der Deutschen Nationalbibliothek:
Die Deutsche Nationalbibliothek verzeichnet diese Publikation in der Deutschen Nationalbibliografie; detaillierte bibliografische Daten sind im Internet über http://dnb.d-nb.de abrufbar.

Alle Angaben erfolgen ohne Gewähr. Weder Autorinnen noch Verlag können für eventuelle Nachteile oder Schäden, die aus den im Buch vorliegenden Informationen resultieren, eine Haftung übernehmen. Befragen Sie im Zweifelsfall bitte Hebamme, Stillfachpersonal, Arzt oder Apotheker. Eine Haftung der Autorinnen bzw. des Verlags und seiner Beauftragten für Personen-, Sach- und Vermögensschäden ist ebenfalls ausgeschlossen.

Das Werk ist in einer verlagskonform geschlechtsneutralen Schreibweise verfasst. Wenn vom „Arzt" die Rede ist, ist daher gleichzeitig auch stets die „Ärztin" gemeint.

Markenschutz:
Dieses Buch enthält eingetragene Warenzeichen, Handelsnamen und Gebrauchsmarken. Wenn diese nicht als solche gekennzeichnet sein sollten, so gelten trotzdem die entsprechenden Bestimmungen.

1. Auflage	Juni 2016
© 2016	edition riedenburg
Verlagsanschrift	Anton-Hochmuth-Straße 8, 5020 Salzburg, Österreich
Internet	www.editionriedenburg.at
E-Mail	verlag@editionriedenburg.at
Lektorat	Dr. Heike Wolter, Regensburg
Fachlektorat	Anna Rockel-Loenhoff, Unna
Bildnachweis	Illustrationen: Silhouette of pregnant woman, Pregnant woman and mother with baby, Beautiful mother silhouette with baby, Floral background © pim/Fotolia.com Körper-Zeichungen © Sarah Schmid
Satz und Layout	outlinegrafik.at, edition riedenburg
Herstellung	Books on Demand GmbH, Norderstedt

ISBN 978-3-903085-09-1

Inhalt

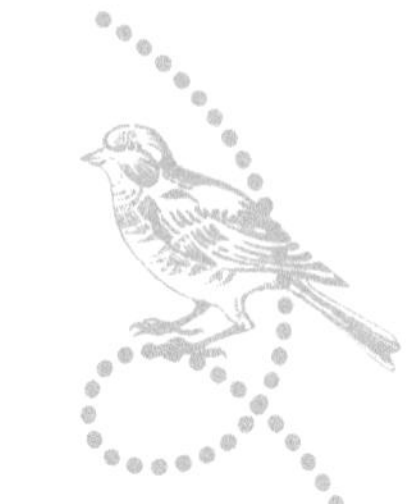

Grundlegende Hinweise für dich

Schwangerschaft und Geburt sind natürliche Vorgänge und stellen keine Krankheit dar. Das scheinen wir heute aber zum Großteil vergessen zu haben. Beide Prozesse sind mittlerweile zu medizinischen Themen gemacht worden, zu Vorgängen, die von Ärzten kontrolliert, überwacht und manipuliert werden. Im Umgang mit Schwangerschaft und Geburt steht angstbesetztes Risikodenken im Vordergrund. Die freudvolle Zeit der guten Hoffnung wurde zu einem Spießrutenlauf von Arztpraxis zu Arztpraxis – immer auf der Suche nach neuen Auffälligkeiten, Mängeln und Fehlentwicklungen.

Wie in so vielen Bereichen des Lebens wird uns auch während dieser so privaten und intimen Zeit von Schwangerschaft und Geburt gern die Kompetenz abgesprochen und die Verantwortung aus der Hand genommen. Schnell bekommen wir das Gefühl vermittelt, nach einem vorgegebenen Katalog zur Gebärmaschine degradiert zu sein und möglichst fehlerfrei funktionieren zu müssen. Was nicht passt, wird passend gemacht. Eigenheiten und Einzigartigkeiten haben im gängigen Medizinsystem, so scheint es, keinen Platz.

Eine Schwangerschaft ist eine besonders prägende und sensible Phase im Leben. Eine Zeit, in der manche Frau an ihre körperlichen und emotionalen Grenzen stößt oder neue Seiten an sich entdeckt. Ängste und Unsicherheiten in Bezug auf das ungeborene Leben sind keine Seltenheit. Aber sie sind auch normal, und als Mutter lohnt es sich zu lernen, mit solchen Herausforderungen auf eine gesunde und besonnene Weise umzugehen. Letztendlich trägt jede Mutter selbst die Verantwortung für ihr Leben und das ihres Kindes. Niemand kann ihr diese Verantwortung abnehmen – auch wenn gern der Anschein vermittelt wird: Lass alle Untersuchungen vornehmen, die wir dir im Mutterpass vorschlagen, und du wirst ein gesundes Kind haben!

Leider stimmt das so nicht und jede Frau ist angehalten, selbst Verantwortung zu übernehmen, selbstbewusst für ihre Bedürfnisse und Wünsche einzustehen, ihre Freiheit und die ihres Kindes zu verteidigen.

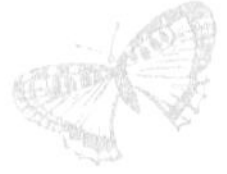

Werde zur Expertin für deine Schwangerschaft!

Lass dir nicht von anderen sagen, wie es dir gerade geht. Informiere dich umfangreich und triff mündige Entscheidungen für dich und dein (ungeborenes) Kind.

Dieser Mutterpass ist dein ganz persönlicher Schwangerschaftsbegleiter. Du füllst ihn nicht nach verpflichtenden Vorgaben aus, sondern ganz so, wie du es für richtig und wichtig hältst.

Du kannst ihn zusätzlich zum offiziellen Mutterpass führen oder auch stattdessen, falls du dich für eine komplett selbstverantwortete Schwangerschaft entscheidest. Hier lassen sich alle Beobachtungen notieren, die du während der Schwangerschaft bei dir machst. So kannst du direkt verfolgen, wie dein Bauch wächst, wie sich das Baby entwickelt und wie es ihm geht. Besuchst du regulär die Schwangerenvorsorge, kann dein Pass wertvolle Ergänzungen liefern. Brauchst du doch einmal eine Hebamme oder einen Arzt, obwohl du bisher auf die reguläre Vorsorge hauptsächlich oder gänzlich verzichtet hast, oder musst du zum Beispiel nach einer Alleingeburt bei den Behörden Auskunft über deine Schwangerschaft geben, kann dir dieser Mutterpass als Informationsgrundlage für den Austausch mit der Hebamme, dem Arzt, im Krankenhaus oder bei den Behörden dienen.

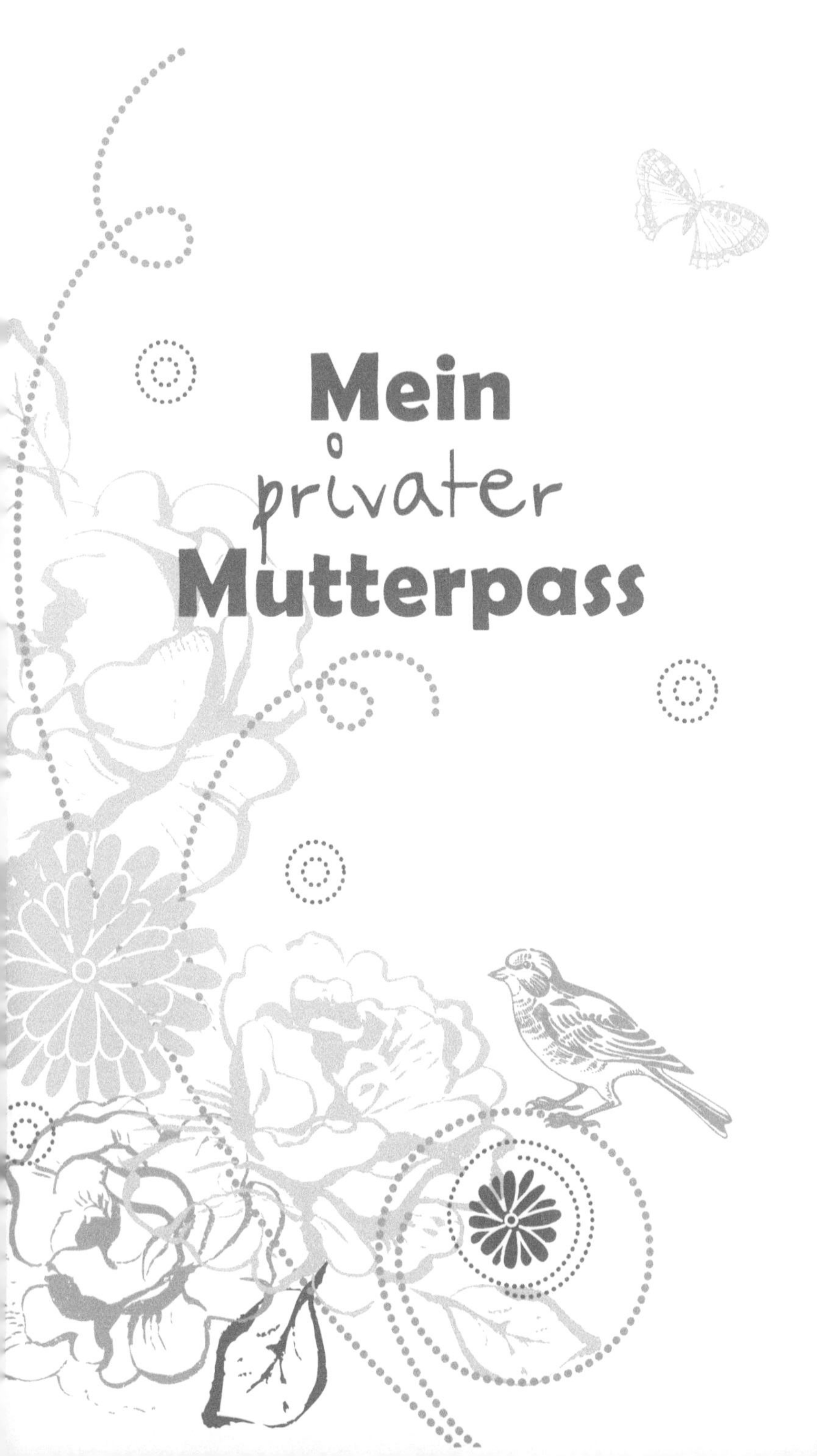

Mein privater Mutterpass

Meine wichtigsten Telefonnummern und Kontaktdaten

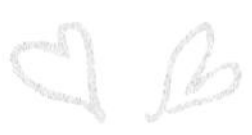

1
2
3
4
5

Meine Wohlfühltermine

(Eintragungen für Vorsorgetermine, Geburtsvorbereitungskurse, Massagen, Yoga etc.)

Was	Tag	Uhrzeit	Notiz

Eigene Angaben

Name: ....

Vorname: .... geb. am: ....

Wohnort: ....

....

Alter: .... Gewicht vor SS-Beginn: .... kg Größe: .... cm

Gravida (Anzahl der Schwangerschaften): ....

Para (Anzahl der Geburten): .... (.....-Gebärende)

Ich bin
- ○ alleinstehend
- ○ verheiratet
- ○ lebe in einer Partnerschaft

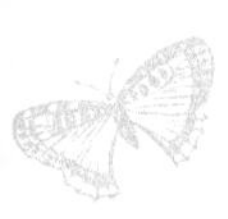

Meine bisherigen Schwangerschaften

Geburtsdatum	Geburtsort	Geburtsmodus[1]	Name

1 Geburtsmodus: vaginal/Sectio/Einleitung/Fehlgeburt/stille Geburt/Schwangerschaftsabbruch etc.

Falls du Fehlgeburten hattest, gib ihnen Raum und trage sie auch ein!

Geschlecht	Gewicht u. Größe bei der Geburt		Besonderheiten[2]

2 Besonderheiten während Schwangerschaft/Geburt/Wochenbett

Angaben zur aktuellen Schwangerschaft

- ○ Ich wurde von der Schwangerschaft überrascht.
- ○ Ich habe diese Schwangerschaft bewusst geplant.
- ○ Es hat   Monate gedauert, schwanger zu werden.
- ○ Ich musste ärztliche Hilfe (z.B. Sterilitätsbehandlung) in Anspruch nehmen, um schwanger zu werden.

Anmerkungen:

Bestimmung des Geburtszeitraums

Durchschnittliche Zykluslänge:

Erster Tag der letzten Periode:

Konzeptionstermin (Termin der Empfängnis), falls bekannt:

Schwangerschaft festgestellt am: in der   SSW

Berechneter Entbindungstermin:

Entbindungstermin plus 3 Wochen:

Entbindungstermin minus 3 Wochen:

Entbindungszeitraum:

Tipp: Du kannst den Geburtszeitraum auch mit Hilfe der Scheibe auf Seite 76 bestimmen.

Kommentar:

Meine persönliche Anamnese

- In meiner Familie gibt es gehäuft bestimmte Krankheiten (z.B. Diabetes, Fehlbildungen, genetische Krankheiten, psychische Krankheiten).

  ja, und zwar ______________________________ /nein

- Ich habe einmal eine schwere Erkrankung gehabt.

  ja, und zwar ______________________________ /nein

- Ich habe eine Blutungs-/Thromboseneigung.

  ja, und zwar ______________________________ /nein

- Ich bin allergisch gegen ______________________________.

- Ich habe schon einmal eine Bluttransfusion bekommen. ja/nein

  Ursache: ______________ Besonderheiten: ______________

- Es liegen besondere psychische oder soziale Belastungen vor.
  ja, und zwar ______________________________ /nein

- Es gab eine Rhesus-Inkompatibilität bei einer vorangegangenen Schwangerschaft.
  ja, mit diesen Auswirkungen ______________________ /nein

- Ich habe oder hatte Diabetes/Schwangerschaftsdiabetes ja/nein

- Ich hatte bisher zwei oder mehr Fehlgeburten oder Schwangerschaftsabbrüche. ja/nein

- Ich habe in der Vergangenheit ein Kind kurz vor/bei/nach der Geburt verloren. ja/nein

- Ich habe vor der Schwangerschaft geraucht ja/nein
  ______ Anzahl Zigaretten/pro Tag

- Ich rauche während der Schwangerschaft ja/nein
  ______ Anzahl Zigaretten/pro Tag

- Ich habe regelmäßig Alkohol konsumiert

  ja, von: bis: /nein

- Ich konsumiere während der Schwangerschaft regelmäßig Alkohol

  ja/nein

- Folgende illegale Drogen habe ich eine Zeit lang regelmäßig konsumiert:

  von: bis:

  von: bis:

  von: bis:

- Folgende Medikamente nehme ich regelmäßig bzw. habe ich regelmäßig eingenommen:

  von: bis:

  von: bis:

  von: bis:

  von: bis:

  von: bis:

  von: bis:

- Ich bin kaffeesüchtig/zuckersüchtig/süchtig nach

- Ich hatte schon einmal/mehrmals einen Kaiserschnitt.

  ja, und zwar am /nein

  und am

Ich sollte während meiner Schwangerschaft daher folgende Dinge besonders im Auge behalten:

Was mir sonst wichtig ist:

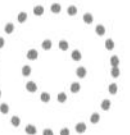

Gravidogramm

Datum	SSW	Fundus-stand	Kindslage	Herztöne	Kindsbe-wegungen

Ödeme	Varikosis (Krampfadern)	Gewicht	Bauchumfang	Harnbefund/ spürbare Harnwegsinfektion	Sonstiges (z.B. spürbarer Scheidenpilz)

Besonderheiten:

Das weiß ich zur Lage der Plazenta:

Ich habe/hatte Blutungen:

Ich erwarte (wahrscheinlich) Zwillinge/Drillinge:

Ich habe/hatte vorzeitige Wehen in folgenden Schwangerschaftswochen:

Ich habe Übungswehen/Senkwehen seit:

Tipp: Auf Seite 60 erfährst du, wie du vorzeitige Wehen von harmlosen Senkwehen unterscheiden kannst!

Allgemeinerkrankungen während meiner Schwangerschaft:

Erkrankung	Wann? In welcher SSW?

Krankenhausaufenthalte während meiner Schwangerschaft:

Anlass	Wann? In welcher SSW?

Untersuchungsergebnisse

- Laborbefunde

Blutgruppe: ______ Rhesusfaktor: ______

Antikörper gegen Röteln: ______

Antikörper gegen Toxoplasmose: ______

B-Streptokokken in der ______ SSW

Weitere: ______

- Ergebnisse von Ultraschalluntersuchungen

Untersuchung am	Befund

- Weitere ärztliche Diagnosen

Untersuchung am	Befund

Sonstiges:

Meine gesunde Schwangerschaft

- ○ Ich habe mich über die Möglichkeiten einer gesunden Ernährung informiert und ernähre mich vielseitig und ausgewogen.
- ○ Ich habe das Gefühl, dass ich nicht ausreichend über die richtige Ernährung in der Schwangerschaft informiert bin. Daher hole ich mir Unterstützung bei:
- ○ Ich achte darauf, dass ich genug Bewegung und ausreichend Schlaf und Erholung bekomme.
- ○ Ich weiß, wie ich persönlich mit Stress umgehen muss und wie ich unnötigen Stress vermeiden kann.
- ○ Ich weiß, dass ich Alkohol, Tabak und Drogen in der Schwangerschaft unbedingt meiden muss, um mein ungeborenes Kind nicht zu gefährden.
- ○ Ich weiß, dass ich vor der Einnahme von Tabletten und/oder sonstigen medikamentösen Substanzen eine Fachperson konsultieren muss, da diese unter Umständen bereits bei einmaliger Einnahme mein ungeborenes Kind schwer schädigen können!
- ○ Ich achte darauf, wie es mir geht, was ich selbst möchte und bin nachsichtig mit mir, wenn ich realen oder vermeintlichen Anforderungen nicht gerecht werde.
- ○ Ich bin mir meiner Wünsche und Bedürfnisse bewusst und kann diese auch gegenüber Autoritätspersonen verbalisieren und wenn notwendig verteidigen.

Meine Wünsche für die Schwangerschaft

Folgende Untersuchungen während der Schwangerschaft sind mir wichtig:	Ich erwarte mir von diesen Untersuchungen:

Auf folgende Untersuchungen möchte ich in jedem Fall verzichten:

Während der Schwangerschaft beraten und begleiten soll mich:

- ○ meine Hebamme:
- ○ mein Arzt:
- ○ mein Partner/meine Partnerin:
- ○ meine Doula:
- ○ sonstige Person(en):

Was mir sonst wichtig ist:

Meine Wünsche für die Geburt

Am liebsten gebären möchte ich hier: ______________________

Dabei haben möchte ich gern folgende Personen: ______________________

____

Folgende Dinge möchte ich während der Geburt gern in Anspruch nehmen bzw. ausprobieren:

____

____

____

____

Folgende Dinge möchte ich vor/während der Geburt auf keinen Fall:

- ○ medikamentöse Geburtseinleitung
- ○ Dammschnitt
- ○ Kaiserschnitt
- ○ gewaltsame Geburtsbeendigung mittels Kristellern (äußerer Druck auf den Oberbauch in der letzten Phase der Geburt)/Geburtszange/Saugglocke
- ○ routinemäßige Legung eines venösen Zugangs (Braunüle)
- ○ Legung eines Harnkatheders/Verbot der Toilettenbenutzung
- ○ regel- und routinemäßige vaginale Untersuchungen
- ○ Einschränkung meiner Nahrungs- und Flüssigkeitszufuhr
- ○ Einschränkungen in Bezug auf die Anzahl meiner Geburtsbegleiter
- ○ Einschränkung meiner Bewegungsfreiheit
- ○ künstliches Öffnen der Fruchtblase
- ○ Einschränkung meiner freien Wahl der Gebärposition
- ○ erzwungene Rückenlage in der Austreibungsphase
- ○ Überwachung mittels (Dauer-)CTG
- ○ Einlauf
- ○ PDA
- ○ andere Arten der Anästhesie/Schmerzmittelgabe
- ○ Beschleunigung der Plazentageburt mittels Zug an der Nabelschnur und Druck von oben
- ○ Personen oder Zuschauer, die ich nicht eingeladen habe

Was mir sonst wichtig ist:

Geburt

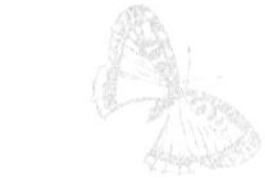

Datum: ______________________ SSW: ______________

Geburtsort: ______________________________

- ○ Hausgeburt
- ○ Geburtshaus
- ○ Krankenhaus
  - ○ geplant
  - ○ abgebrochene Haus- oder Geburtshausgeburt

Geburtsbegleiter:

- ○ keine
- ○ Hebamme
- ○ Partner/Partnerin
- ○ Arzt
- ○ Doula
- ○ andere: ______________

Wehenbeginn:

- ○ spontan ______ Stunden vor der Geburt
- ○ Einleitungsversuche
  Grund für die Einleitung:
  Zeitpunkt der Einleitung:

Blasensprung:

- ○ ______ Stunden vor der Geburt
- ○ während der Geburt
- ○ Geburt des Kindes in intakter Fruchtblase

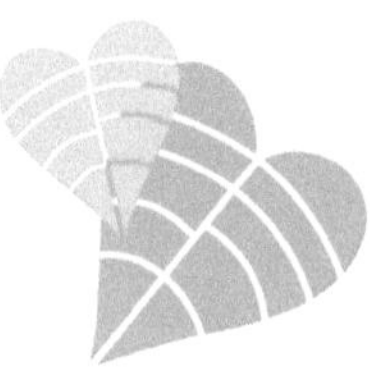

Mein Kind

Name:

Geschlecht: Geburtszeit:

Gewicht: Länge: Kopfumfang:

Geburtsmodus:
- ○ Spontangeburt
- ○ Vakuum/Forceps (vaginale Operation)
- ○ Sectio

Kindslage:
- ○ vordere Hinterhauptslage (Schädellage, Rücken vorn)
- ○ hintere Hinterhauptslage (Sternenguckerlage, Rücken hinten)
- ○ Beckenendlage
- ○ Schräg- oder Querlage: korrigiert oder nicht versucht?

Besonderheiten:

Zustand nach der Geburt:

- APGAR 1 min: 5 min: 10 min:
- Farbe des Kindes:
- spontane Atmung ja/nein
- Muskeltonus:
- Auffälligkeiten:

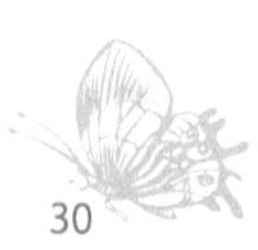

Mein zweites Kind (Mehrlingsgeburt)

Name:

Geschlecht: Geburtszeit:

Gewicht: Länge: Kopfumfang:

Geburtsmodus:
- ○ Spontangeburt
- ○ Vakuum/Forceps (vaginale Operation)
- ○ Sectio

Kindslage:
- ○ vordere Hinterhauptslage (Schädellage)
- ○ hintere Hinterhauptslage (Sternenguckerlage)
- ○ Beckenendlage
- ○ Schräg- oder Querlage: korrigiert oder nicht versucht?

Besonderheiten:

Zustand nach der Geburt:

- APGAR 1 min: 5 min: 10 min:
- Farbe des Kindes:
- spontane Atmung ja/nein
- Muskeltonus:
- Auffälligkeiten:

Anmerkungen:

Nachgeburtsphase

Zeitpunkt der Plazentageburt:

Die Nabelschnur wurde durchtrennt:

- ○ unmittelbar nach der Geburt des Kindes
- ○ nach dem Auspulsieren
- ○ vor der Geburt der Plazenta
- ○ nach der Geburt der Plazenta
- ○ gar nicht

Die Nabelschnur wurde durchtrennt von:

Die Nachgeburt:

- ○ habe ich behalten. Damit habe ich Folgendes gemacht/möchte ich Folgendes machen:

- ○ wurde entsorgt.

Besonderheiten:

Es gab Geburtsverletzungen:

ja, und zwar /nein

Diese wurden behandelt durch /nein

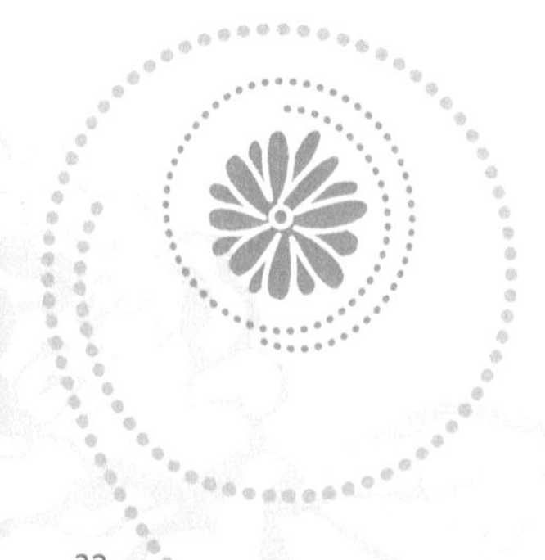

Wochenbett

- ○ Wir waren von Anfang an daheim.
- ○ Wir haben das Krankenhaus am ______ verlassen.

Im Wochenbett beraten und begleitet werde ich von: ______

So geht es mir im Wochenbett: ______

- ○ Ich stille mein Kind.
- ○ Ich habe mein Kind bis zum ______ voll gestillt.
- ○ Ich habe mein Kind bis zum ______ teilweise gestillt.
- ○ Ich habe am ______ abgestillt, weil ______
- ○ Ich habe nicht gestillt, weil ______
- ○ Ich hatte folgende Stillprobleme: ______

Rückblick und Ausblick

Im Nachhinein betrachtet habe ich die Geburt wie folgt in Erinnerung:

Dabei hat mir gut gefallen, dass

Beim nächsten Mal würde ich Folgendes anders machen:

Notizen und Gedanken:

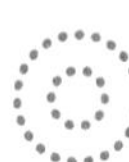

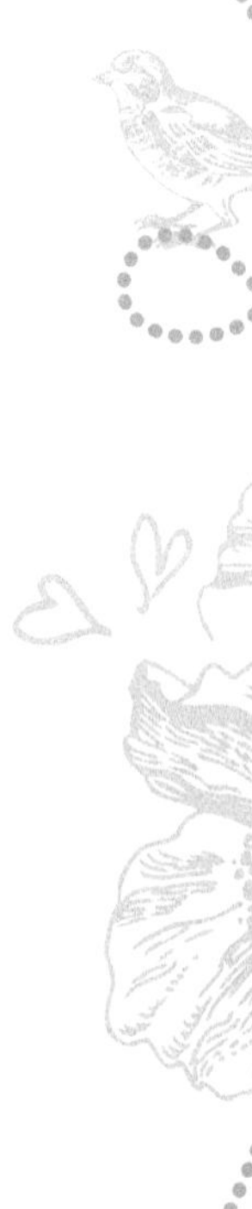

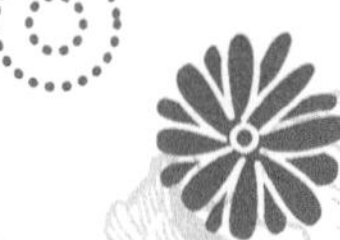

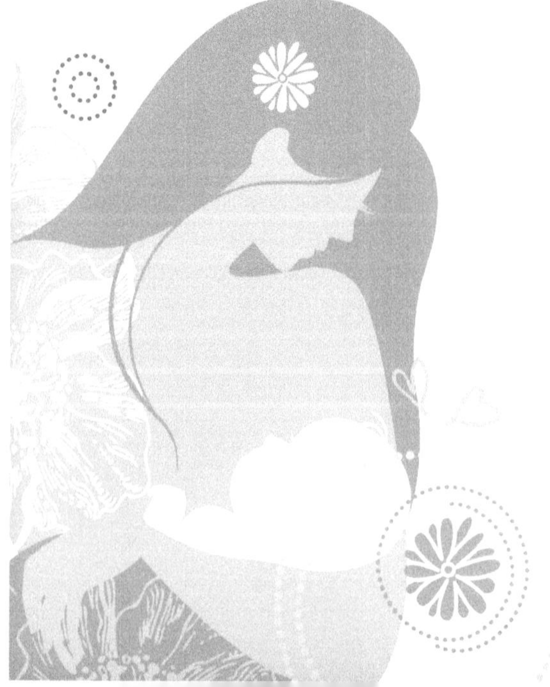

Gut zu wissen für eine selbstbestimmte Schwangerschaft und Geburt

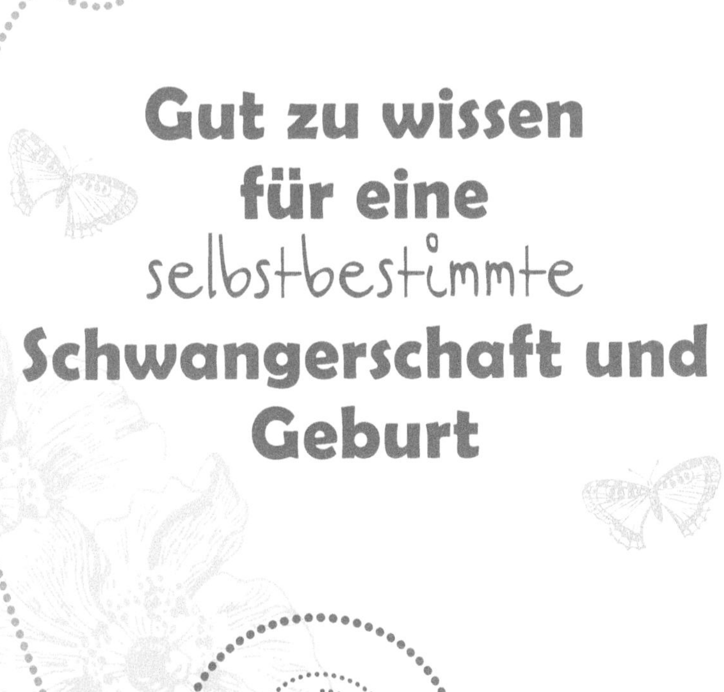

Der Umgang mit dem offiziellen Vorsorgesystem

Noch bevor du, den positiven Schwangerschaftstest in der Hand, den ersten Termin beim Arzt oder der Hebamme ausmachst, solltest du dir Gedanken darüber machen, was für eine Art von Begleitung du in der Schwangerschaft überhaupt möchtest. Dabei hast du in Deutschland verschiedene Möglichkeiten:

Die Standardvorsorge beinhaltet regelmäßige Besuche beim Frauenarzt, welcher eine Reihe von Routineuntersuchungen vornimmt, deren Ergebnisse er im von ihm ausgestellten Mutterpass dokumentiert. Anfangs finden die Untersuchungen im Abstand von einem Monat statt, später werden sie häufiger und in den letzten zwei Monaten wird man etwa alle zwei Wochen bestellt. Drei Ultraschalluntersuchungen sind offiziell vorgesehen: eine am Beginn der Schwangerschaft, zur Feststellung derselben, eine in der Mitte der Schwangerschaft, um nach groben Fehlbildungen Ausschau zu halten, und eine eher gegen Ende der Schwangerschaft zur Abschätzung von Größe, Entwicklung und Versorgung des Kindes. In der Realität wird meist deutlich öfter geschallt, gern auch bei jedem Termin. Auch wenn in der Schwangerschaft keine Untersuchungen verpflichtend sind, ist es nicht leicht, eine andere Behandlung zu bekommen als die Standardvorsorge. Es wird grundsätzlich davon ausgegangen, dass du ohne Eigenwünsche das übliche Programm durchlaufen willst. Willst du das aber nicht, dann brauchst du auch nicht zähneknirschend mitzumachen.

Suche dir einen anderen Arzt, wenn dein bisheriger deine Wünsche nicht respektieren will, eine Hebamme oder **mache deine eigene Vorsorge**, wenn es das ist, womit du zufrieden bist. Was viele Ärzte oder auch Arzthelfer nicht wissen: **Auch Hebammen dürfen die Standardvorsorge machen** und auch sie dürfen Eintragungen in den offiziellen Mutterpass vornehmen. Auch eine **Vorsorge im Wechsel** (Hebamme und Arzt) oder **Hebamme plus Ultraschall beim Arzt** sind möglich. Wenn es das ist, was du möchtest, stelle dich aber darauf ein, dass du immer wieder diskutieren musst, um deine Wünsche durchzusetzen. Und natürlich kannst du dich auch (mit oder ohne ausgewählte Untersuchungen und Termine beim Arzt oder der Hebamme) auf deine eigenen Beobachtungen verlassen und deine Vorsorge selbst in die Hand nehmen.

Anders ist die Situation in Österreich. Art und Umfang der Untersuchungen sind ähnlich. Vorgesehen sind fünf große Untersuchungen, dazu kommen diverse Laboruntersuchungen, Ultraschalluntersuchungen und eine Untersuchung beim Internisten. Anders als in Deutschland und den meisten anderen europäischen Ländern ist in Österreich nur der Arzt (Gynäkologe oder praktischer Arzt) berechtigt, die **Vorsorgeuntersuchungen im Rahmen des Mutter-Kind-Passes** durchzuführen. Hebammenbetreuung in der Schwangerschaft ist eine Leistung, die die Schwangere zusätzlich zum offiziellen Vorsorgeprogramm in Anspruch nehmen kann. Dabei handelt es sich um einen besonderen „Luxus", denn die Kosten dafür muss die schwangere Frau selbst tragen. Anders als in Deutschland besteht in Österreich auch die Regelung, dass die Ausbezahlung des Kinderbetreuungsgeldes in vollem Umfang an den Nachweis der Durchführung der Mutter-Kind-Pass-Untersuchungen gebunden ist. Verzichtet eine Frau (teilweise) auf die Wahrnehmung der festgelegten Untersuchungstermine, was theoretisch natürlich möglich ist, muss sie mit finanziellen Einbußen rechnen.

Geburtstermin und Geburtszeitraum

Um den Geburtstermin zu berechnen, kann bei einem regelmäßigen 28-Tage-Zyklus folgende Formel herangezogen werden: erster Tag der letzten Menstruationsblutung + 7 Tage – 3 Monate + 1 Jahr = Geburtstermin. Man kann auch einfach 40 Wochen ab dem ersten Tag der letzten Regelblutung hinzuzählen und erhält dann ebenfalls den sogenannten errechneten Entbindungstermin.

Ist der Konzeptionstermin bekannt, gilt folgende Berechnungsmethode: Konzeptionsdatum – 3 Monate + 1 Jahr = Geburtstermin. Genauso kann man ab Konzeptionstermin auch einfach 38 Wochen hinzuzählen.

Die wenigsten Kinder halten sich allerdings an diesen berechneten Termin. Die tatsächliche Schwangerschaftsdauer variiert bis auf Ausnahmen um vier bis sechs Wochen. Die Orientierung am errechneten Entbindungstermin führt häufig zu unnötigen Geburtseinleitungen und daraus folgend zu oft komplizierten Geburtsverläufen.

Es ist sinnvoll, nicht von einem Geburtstermin, einem festgelegten Tag, zu sprechen, an dem das Kind geboren werden soll, sondern vom Geburtszeitraum. Dazu werden vom errechneten Entbindungstermin zwei bis drei Wochen abgezogen und zwei bis drei Wochen dazugerechnet. Die Geburt wird also voraussichtlich irgendwann zwischen dem (Datum) und dem (Datum) beginnen. Leider verstehen Frauenärzte und viele Hebammen keinen Spaß, wenn das Baby länger im Bauch bleibt als ausgerechnet. Ab Termin ist es üblich, alle zwei Tage zum CTG zu bitten und nach sieben bis zehn Tagen die Einleitung nahezulegen oder auch zu dieser zu drängen. Viele Hebammen betreuen ab einer gewissen Terminüberschreitung auch keine Hausgeburt mehr.

Gut zu wissen: Terminüberschreitung ist nicht gleich Übertragung. Als Übertragung bezeichnet man eine Schwangerschaftslänge von mehr als 42 Wochen, also eine Terminüberschreitung von mehr als 14 Tagen. Aber längst nicht alle Babys, die erst dann geboren werden, haben Übertragungszeichen (gelbe Haut, Waschfrauenhände mit Abschälen der Haut, fehlende Käseschmiere und fehlende Fettpolster). Im Ultraschall sieht man oft zum Ende der Schwangerschaft hin, dass das Fruchtwasser abnimmt und die Plazenta kleine Verkalkungen aufweist. Das stellt aber keine Gefahr für das Baby dar und ist eigentlich kein Grund, eine Geburtseinleitung anzustrengen (obwohl eben dies in der Praxis sehr häufig geschieht), sondern vielmehr ein Zeichen, dass das Baby nun bald geboren werden wird. Solange sich dein Baby rege bewegt, ist es jedenfalls gut versorgt und du brauchst dir von den Experten keine Angst einjagen zu lassen. Im Zweifelsfall brauchst du nicht mehr hingehen und solltest einfach in Ruhe zu Ende „brüten". Experimente mit Rizinus sollte man lieber vermeiden, da auch eine solche „natürliche" Einleitung sehr unangenehme Auswirkungen auf den Kreislauf der Mutter und den Geburtsverlauf haben kann.

Fundusstand

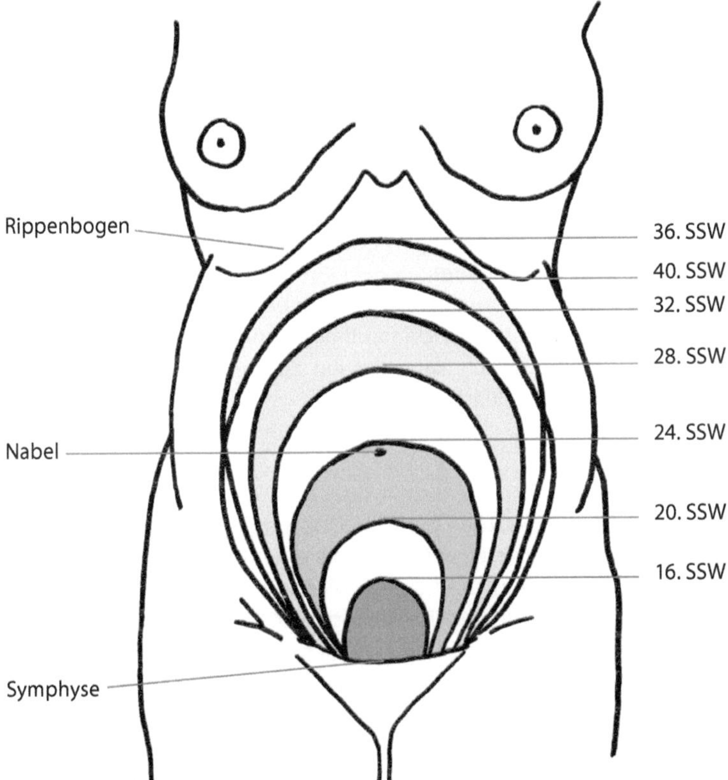

Abb. 1: Fundusstand
Fundushöhe nach Schwangerschaftswoche

Der Fundusstand bezeichnet den Abstand zwischen Gebärmutteroberkante und Schambein, wobei in Querfingern gezählt wird. Die wichtigsten Anhaltspunkte sind das Schambein, der Nabel und der Rippenbogen. Im Laufe der Schwangerschaft „wandert" der Fundus immer weiter nach oben, bis er in der 24. Schwangerschaftswoche ungefähr den Nabel erreicht und um die 36. Schwangerschaftswoche am höchsten steht, nämlich unter den Rippen.

Danach sinkt er wieder etwas nach unten, weil das Baby sich mit dem Kopf ins Becken senkt und Richtung Geburtskanal bewegt. (Eigentlich richtet sich die Gebärmutter mehr in „Schussrichtung" aus, also auf den knöchernen Beckeneingang. Sie „kippt sozusagen nach vorne".) Der Fortschritt der Schwangerschaft und das Wachstum des Kindes können anhand des Fundusstandes beobachtet werden. Wie die Hebamme oder der Arzt kann die werdende Mutter den Fundusstand selbst tasten und dokumentieren. Beispiel: Sy+3 bedeutet 3 Querfinger über der Symphyse (Schambein), Na-2 heißt 2 Querfinger unterhalb des Nabels, Rb steht für Rippenbogen.

Harnbefund

Bei jedem Arztbesuch wird für gewöhnlich ein Schnelltest mittels Teststreifen durchgeführt. Der Harn der Schwangeren wird auf Eiweiß, Glukose und Bakterien getestet. Außerdem wird der pH-Wert festgestellt.

Die Teststreifen sind in jeder Apotheke erhältlich und du kannst sie auch ganz einfach daheim anwenden. Bei wiederholt auffälligen Testergebnissen solltest du einen Arzt konsultieren.

Auch Aussehen und Geruch des Harns geben Auskunft über dessen Beschaffenheit. Verfärbt sich der Urin auffällig dunkel und/oder entwickelt einen unangenehmen Geruch, kann das ein Zeichen für eine ungünstige Entwicklung sein, die abgeklärt werden sollte.

Herztöne

Die Überwachung der Herztöne per CTG, Dopton oder Hörrohr ist heutzutage eines der Standardmittel, mit dem man erfahren möchte, wie es dem Baby im Bauch geht. Eigentlich sind diese Messungen nicht sehr genau und deshalb wenig geeignet, um präzise Aussagen über den Zustand des Babys zu machen. Mit 100%iger Sicherheit lässt sich daraus eigentlich nur ableiten, ob Herztöne vorhanden sind oder auch nicht, dass Baby also lebt oder nicht. Kein anderer Arzt würde es wagen, den Gesundheitszustand seines Patienten allein anhand seines EKGs zu deuten. Das ist nur in der Geburtshilfe üblich. Ärzte und Hebammen stützen sich dennoch auf die Kontrolle der Herztöne, am liebsten per CTG, weil das die einzige Möglichkeit ist, schwarz auf weiß per maschinellem Ausdruck zu dokumentieren, dass offenbar alles in Ordnung ist. Nur falls es im Nachhinein zu Klagen kommen sollte.

Trotzdem kann das Abhören der Herztöne natürlich in Eigenregie erfolgen. Die Anschaffung eines hölzernen Hörrohres, wie es auch Hebammen benutzen, ermöglicht dem werdenden Vater oder auch älteren Geschwisterkindern, sich auf die Suche nach den kindlichen Herztönen zu machen. Verlassen sollte man sich auf diese Art der kindlichen Überwachung allerdings nicht, denn je nach Lage des Kindes und Lage der Plazenta kann es selbst für geübte Hebammenohren und erst recht für Laien manchmal schwierig sein, den kindlichen Herzschlag zu lokalisieren. Zuverlässiger als die Überwachung der Herztöne ist die Beobachtung der Kindsbewegungen. Die spürt allerdings meist nur die Mutter und sie lassen sich von außen schlecht messen, geschweige denn aufzeichnen. Du selbst brauchst also keine Herztöne zu hören, um zu wissen, wie es deinem Kind geht, solange du es in dir spürst.

Kindsbewegungen

Die Bewegungen des Kindes sind der zuverlässigste Indikator für dessen Wohlergehen. Ein Kind, dem es nicht (mehr) gut geht, weil es beispielsweise unterversorgt ist, wird sich merkbar wenig bis gar nicht mehr bewegen. In diesem Stadium sind die Herztöne in der Regel noch „gut". Erst wenn das Kind länger beeinträchtigt ist und seinen Mangelzustand nicht mehr durch Nicht-Bewegen kompensieren kann, verändern sich meist auch die Herztöne.

Eine Mütterbewegung aus Iowa/USA hat die Kampagne „Count the Kicks" (*www.countthekicks.org*) gestartet. Im letzten Drittel der Schwangerschaft werden die schwangeren Frauen dazu angehalten, die Bewegungen des Kindes bewusst wahrzunehmen. Dazu setzt oder legt sich die Schwangere jeden Tag etwa zur selben Zeit, wenn das Baby normalerweise wach ist, ruhig hin und zählt jede kindliche Bewegung. Es kann von Tag zu Tag Variationen geben, doch wird die Mutter nach einer gewissen Zeit einen Rhythmus erkennen und das Bewegungsmuster ihres Kindes durchschaut haben.

Sind Abweichungen im Bewegungsmuster zu erkennen, d.h. braucht ein Kind, das normalerweise zehn Bewegungen in einer halben Stunde schafft, plötzlich deutlich länger dafür, solltest du sichergehen, dass dein Kind nicht schläft, und die Testphase wiederholen. Kommt es noch immer nicht zu dem erwünschten Ergebnis, ist das ein Zeichen für dich, dass etwas mit deinem Kind eventuell nicht stimmt und dass du zur Abklärung die Hebamme kontaktieren oder einen Arzt aufsuchen solltest. Bist du im Zweifel, ob die Kindsbewegungen normal sind, kannst du dich an dieser Vorgehensweise orientieren, um dir Klarheit zu verschaffen.

Kindslage

Die Lage des Kindes ist vor allem in den letzten Wochen der Schwangerschaft von Bedeutung, da es gewisse Kindslagen gibt, die die Geburt unter Umständen erschweren oder unmöglich machen können. Neben der Beobachtung der Kindsbewegungen und den daraus gezogenen Schlussfolgerungen zur Lage des Kindes hat die Frau auch die Möglichkeit, ähnlich einer Hebamme, den Bauch abzutasten.

Dazu legst du dich mit entspannter Bauchdecke (Beine anwinkeln!) auf den Rücken und tastest von rechts außen nach innen, von links außen nach innen und von der oberen Gebärmutterkante nach unten. Auf einer Seite fühlst du etwas Langes, Hartes. Das ist der Rücken des Babys. Auf der anderen Seite fühlt sich der Bauch weich an. Dort sind auch die Füße des Kindes, die sich wahrscheinlich durch kräftige Tritte bemerkbar machen. Auch den Po deines Kindes kannst du ertasten. Er ist in der Verlängerung des kindlichen Rückens als feste Kuppel zu spüren. Liegt dein Baby mit dem Kopf nach unten, dann ist dieser über dem Schambein (oder auch innerlich,

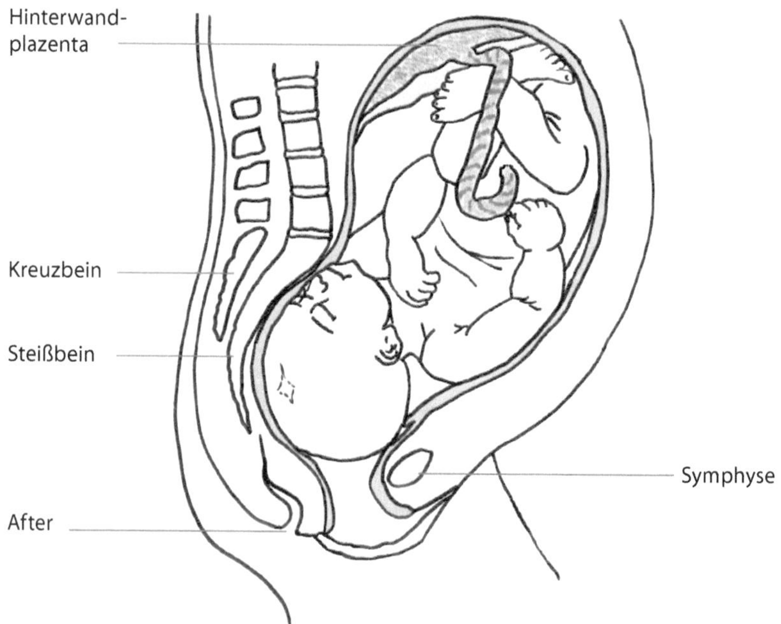

Abb. 2: Vordere Hinterhauptslage
Die meisten Babys wählen die Geburt aus vorderer Hinterhauptslage

wenn der Kopf sich schon ins Becken gesenkt hat!) zu ertasten. Liegt dein Baby mit dem Po nach unten (sog. Beckenendlage) spürst du die Tritte vor allem unterhalb des Nabels, allerdings nur dann, wenn die Beine angehockt sind. Liegen sie gerade nach oben, sind in der Regel auch nur wenige Bewegungen möglich.

Auch die Stelle auf dem Bauch, an der man die Herztöne am besten hört, gibt Auskunft über die Kindslage.

Anleitung zur Bestimmung der Kindslage

Mit einfachen Hilfsmitteln kannst du die Kindslage selbst bestimmen.

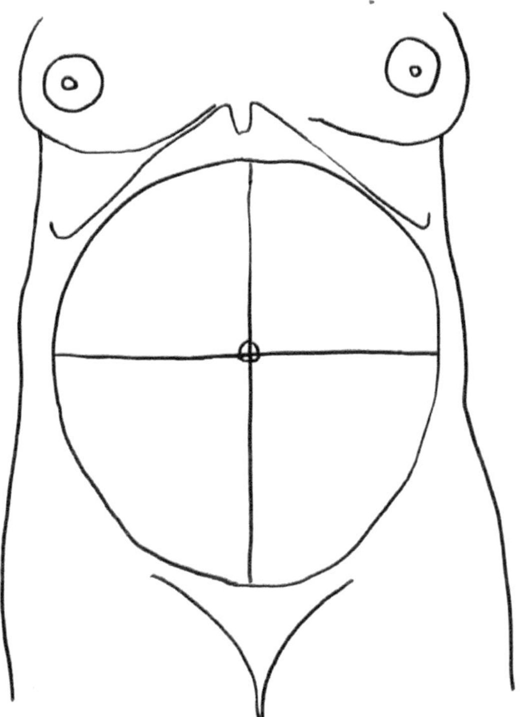

Abb. 3a: Bewegungskarte
Erstelle eine Bewegungskarte: Zeichne deinen Bauch als Kreis auf ein Papier. Dein Nabel ist die Mitte. Unterteile diesen Kreis wie in der Zeichnung in vier Teile.

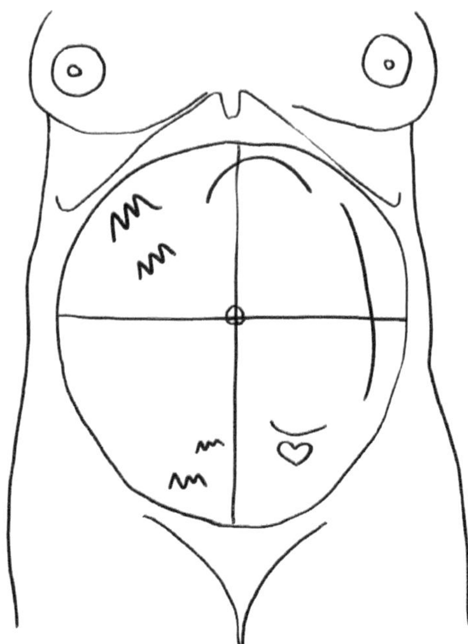

Abb. 3b: Einzeichnen der Bewegungen, als wenn du vor dir selber stehst.
Zeichne ein, wo du welche Bewegungen spürst, wo du was tastest und wo die Herztöne am stärksten zu hören sind. Die Herztöne sind übrigens dort am deutlichsten zu hören, wo beim Baby der Rücken oben in den Nacken übergeht.

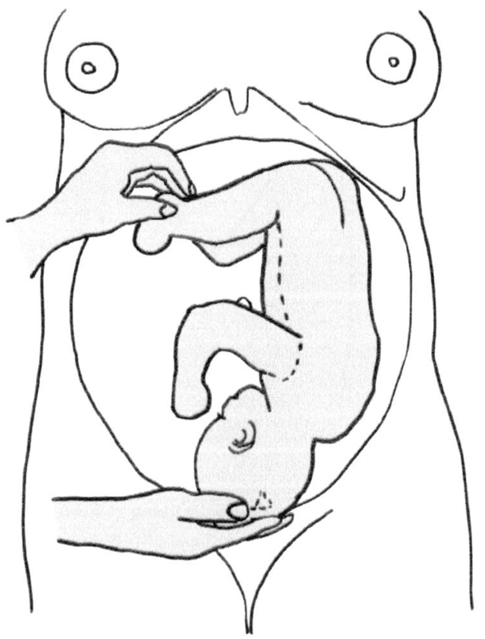

Abb. 3c: Hilfsmittel Puppe
Mithilfe einer beweglichen Puppe kannst du anhand der von dir gezeichneten Karte nachempfinden, wie dein Baby liegt. Am häufigsten liegen Babys mit dem Rücken links in der Gebärmutter. Deshalb zeigen die Zeichnungen hier jeweils die Variante auf der linken Seite. Alle aufgezeichneten Lagen können aber natürlich genauso gut auf der rechten Seite vorkommen.

Abb. 3d: Bewegungskarte bei vorderer Hinterhauptslage

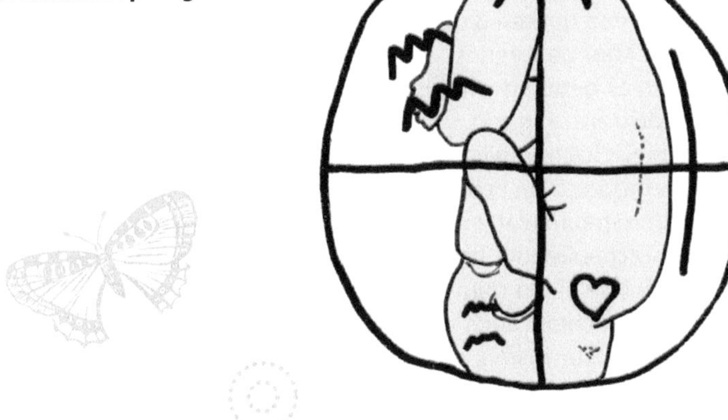

Abb. 3e: Bewegungskarte bei hinterer Hinterhauptslage

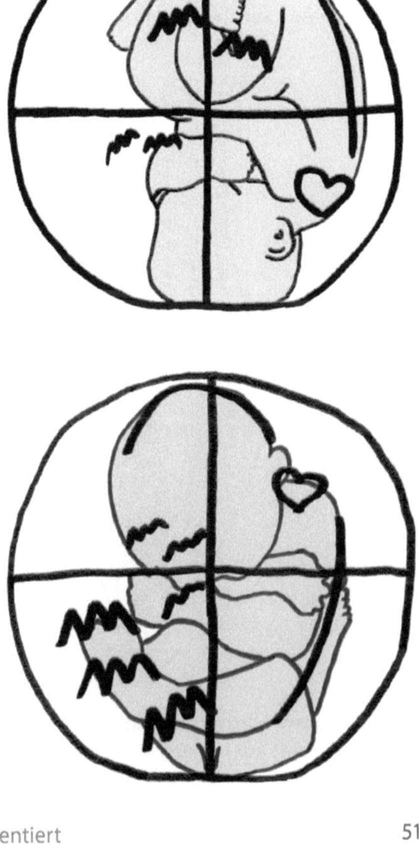

Abb. 3f: Bewegungskarte bei Beckenendlage

Sternengucker

Normalerweise gucken Babys nach hinten zwischen deinen Beinen durch, wenn der Kopf geboren ist. Als Sternengucker bezeichnet man ein Baby, das, wenn es geboren wird, mit dem Gesicht nach vorn gewandt herauskommt, dich also anguckt. Im Bauch liegt so ein Baby mit dem Rücken nach hinten (meist leicht seitlich gedreht), man spürt seine Tritte vorne mittig in der Nabelgegend. Ein Baby, das so liegt, zu gebären, hat schon so manchen Hausgeburtstraum platzen lassen, weil eine große Ausdauer nötig ist.

Eine solche Geburt ist häufig länger, anstrengender und verursacht typischerweise einen dumpfen Schmerz im Rücken oder Kreuzbein während und manchmal auch zwischen den Wehen. Ein „Hohlkreuz" während der Wehen kann helfen, die Geburt zu beschleunigen. Durch den Vierfüßlerstand und andere gezielte Übungen kannst du ein solches Kind vor oder auch noch unter der Geburt zum Drehen ermutigen. Ungünstig ist eine Geburt im Halbsitzen oder Liegen, wie sie heute in den Krankenhäusern Standard ist. Sie scheint eine Sternenguckerlage (auch hintere Hinterhauptslage genannt) zu begünstigen. Viele Babys drehen sich noch „richtig herum", wenn ein Teil des Kopfes schon zu sehen ist.

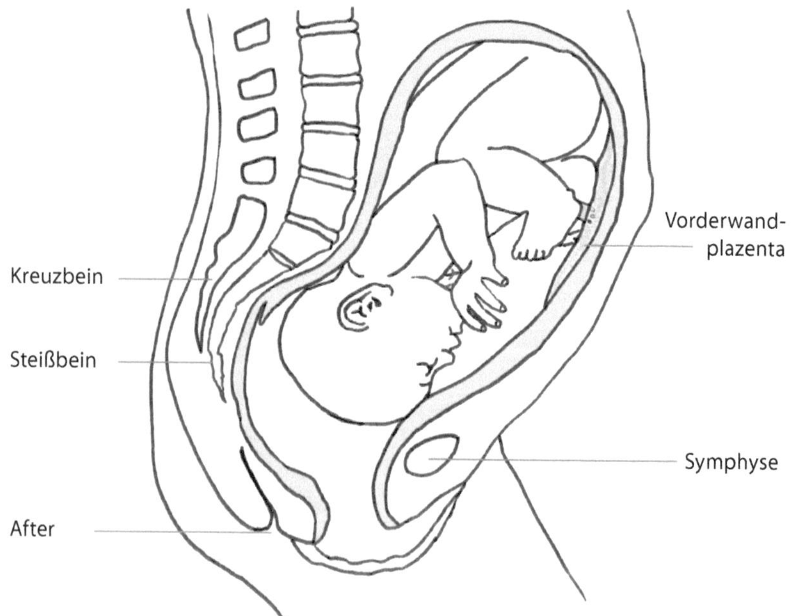

Abb. 4: Hintere Hinterhauptslage
Bei einer Geburt aus hinterer Hinterhauptslage wird auch von einer „Sternenguckergeburt" gesprochen.

Beckenendlage – Was nun?

Die meisten Babys drehen sich bis zur Geburt – und meist schon bis zur 33. Schwangerschaftswoche – mit dem Kopf nach unten. Wenige Geburtshelfer sind heutzutage noch erfahren darin, ein Baby aus Beckenendlage zu entbinden. Dabei ist es nicht so, dass eine Geburt aus Beckenendlage per se gefährlicher ist, sondern es ist für die Geburtshelfer einfacher und bequemer, einen Kaiserschnitt zu machen. Wegen dieses Kaiserschnittbooms können die meisten jungen Geburtshelfer keine Erfahrungen mehr mit vaginalen Beckenendlagengeburten sammeln. Eigentlich ist aber jede Längslage gebärfähig.

Du musst dich also nicht allein deshalb zu einem Kaiserschnitt drängen lassen, nur weil das Baby mit dem Po zuerst kommen will. Besser solltest du dir einen der seltenen in Beckenendlagengeburten erfahrenen Geburtshelfer suchen. Und gut vorbereitete Frauen haben ihre Babys auch schon ohne Hebamme zu Hause geboren, wenn sie niemanden fanden, der sie bei einer natürlichen Geburt aus Beckenendlage unterstützen wollte.

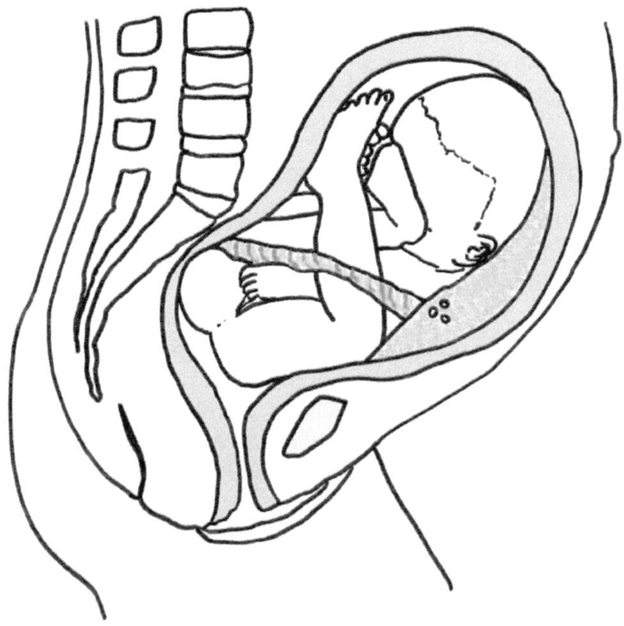

Abb. 5: Beckenendlage
Bei einer Geburt aus Beckenendlage (auch „Steißlage" genannt) werden der kindliche Steiß oder die Füße zuerst geboren.

Mehr als eins?

Im Ultraschall lässt sich eine Zwillingsschwangerschaft in der Regel sehr früh feststellen.

Verzichtest du aufs Schallen, lassen sich Zwillinge ungefähr aber der 20. Schwangerschaftswoche tasten. Typisch sind auch sehr viele Kindsbewegungen und ab der 24. Schwangerschaftswoche ein deutlich größerer Bauch als bei einer Einlingsschwangerschaft. Gerade bei Mehrgebärenden kann der Fundusstand vor der 24. Schwangerschaftswoche schon recht hoch stehen und Zwillinge vermuten lassen, obwohl es doch nur ein Baby ist.

Lage der Plazenta

Die Lage der Plazenta kann am einfachsten mit einem Ultraschallgerät bestimmt werden. Aber auch die Lage des Kindes und das Wahrnehmen der Kindsbewegungen können Aufschluss über die Plazentalage geben. Häufig liegen die Babys der Plazenta zugewandt. Bei einer Vorderwandplazenta sind die Tritte des Kindes in einem bestimmten Bereich des Bauchs kaum bis gar nicht wahrnehmbar. Die Stöße und Tritte fühlen sich wie gedämpft an. Immer wiederkehrende Blutungen können ein Hinweis darauf sein, dass die Plazenta über oder sehr nahe am Muttermund lokalisiert ist. Ist beides nicht der Fall, kann mit großer Wahrscheinlichkeit davon ausgegangen werden, dass es sich um eine Hinterwandplazenta handelt.

Blutungen in der Schwangerschaft

Blutungen in der Schwangerschaft lassen sich nach ihrem Schweregrad einteilen (Schmierblutung oder starke Blutung, evtl. mit Krämpfen oder Fieber) und im Hinblick darauf, wann sie in der Schwangerschaft auftreten (Frühschwangerschaft oder Spätschwangerschaft). In der Regel harmlos sind Schmierblutungen zu Beginn der Schwangerschaft. Sie sind hormonbedingt und verschwinden bald wieder. Allerdings kann auch eine Fehlgeburt so beginnen. Die Blutung wird dann allerdings stärker und geht mit Schmerzen oder Bauchkrämpfen einher. Eine Ausschabung ist nicht zwingend nötig. In der Regel kümmert sich der Körper selbst gut um die Ausscheidung eines toten Embryos.

Seltener stecken andere Ursachen hinter Blutungen in der frühen Schwangerschaft wie Eileiterschwangerschaften oder Einblutungen zwischen Mutterkuchen und Gebärmutterwand. Per Ultraschall lässt sich selten feststellen, was die Ursache ist, aber schon, ob das Herz des Babys noch schlägt. Vorsicht ist allerdings insofern geboten, dass es auch hier immer wieder Fehldiagnosen gibt.

Ab der 24. Schwangerschaftswoche hat eine Blutung ihre Ursache häufig in Problemen mit der Plazenta (teilweise Ablösung, Einblutung oder eine Placenta praevia). Dann kann unter Umständen eine frühe Geburt nötig werden. Die moderne Medizin ist heutzutage zumeist in der Lage, ein zu früh geborenes Baby am Leben zu erhalten.

Starke Blutungen sind immer ein Warnsignal und du solltest sie in jedem Fall ernst nehmen und abklären lassen.

Untersuchungen beim Arzt

Der Frauenarzt, sofern du die Vorsorge bei ihm wahrnimmst, wird viele Untersuchungen anbieten und durchführen. Verpflichtend für dich ist aber keine von ihnen. In Österreich wirst du allerdings finanzielle Einbußen in Kauf nehmen müssen, wenn du die Untersuchungen verweigerst. Ob du **pränataldiagnostische Untersuchungen** wie z.B. die Nackenfaltenmessung in Anspruch nimmst, solltest du davon abhängig machen, wie du auf ein auffälliges Ergebnis reagieren würdest. Würdest du ein behindertes Kind bekommen wollen oder nicht? Wärst du bereit, die Schwangerschaft mit einem wahrscheinlich behinderten Kind abzubrechen? Willst du vorab wissen, wenn du ein Kind mit gesundheitlichen Besonderheiten erwartest? Wenn nein, kannst du dir die ganze Palette an verfügbaren Untersuchungen eigentlich sparen. Sie würde deine Schwangerschaft nur unnötig mit Sorge überziehen.

Ohne **Ultraschalluntersuchungen** scheint heute keine Schwangerenvorsorge mehr möglich zu sein. Allerdings sollte man auch diese Maßnahme nicht unhinterfragt als gegeben hinnehmen. Der Ultraschall ist nicht verpflichtend und sollte nur mit Bedacht angewendet werden. Gerade ein vaginaler Ultraschall in der frühen Schwangerschaft setzt den in der Organentwicklung befindlichen Embryo starken Schallwellen aus, deren Unbedenklichkeit nicht restlos geklärt ist. Auch Doppler- und 3D-Untersuchungen sollten so wenig und kurz wie möglich durchgeführt werden, da sie sehr schallintensiv sind.

Ultraschallmessungen sind auch im Hinblick auf ihren Informationsgehalt besser mit Vorsicht zu genießen und die resultierenden Befunde sollten nicht als einziger Grund für invasive Maßnahmen (Einleitung, Kaiserschnitt etc.) verwendet werden. Gerade bei der Gewichtsprognose irrt sich der Ultraschall oft hoffnungslos. Erfahrene Hebammen schätzen das Gewicht durch Tasten in der Regel präziser. Hinweise auf Fehlbildungen müssen nicht zwangsläufig bedeuten, dass es tatsächlich eine Fehlbildung gibt, genauso wie schwerwiegende Fehlbildungen übersehen, über- oder unterschätzt werden können. Zum Ende der Schwangerschaft werden häufig vermindertes Fruchtwasser und Plazentaverkalkungen diagnostiziert. Beides bedeutet, dass die Schwangerschaft bald zu Ende geht. Das meint aber nicht automatisch, dass das Baby gefährdet ist und unbedingt per Einleitung geholt werden muss – wie es heute oft gehandhabt wird. Der Ultraschall scheint leider unzählige Gründe zu liefern, warum man eine Schwangerschaft nicht ungestört zu Ende gehen lassen kann. Die gute Nachricht ist: Auch ganz ohne Ultraschall werden Babys gesund geboren. Eine Verbesserung beim Überleben von Neugeborenen konnte die Einführung des routinemäßigen Ultraschalls nicht bewirken. Nur eine Zunahme der Kaiserschnittentbindungen.

Der **Glukosetoleranztest** wird durchgeführt, um einen Schwangerschaftsdiabetes zu entdecken. Dabei ist der Test allerdings nicht sehr genau und hat oft unschöne Nebenwirkungen (Übelkeit, Kreislaufkollaps). Besteht Verdacht auf eine gestörte Blutzuckerregulation (großes Kind, starkes Übergewicht, Zucker im Urin etc.), ist die Erstellung eines Blutzuckerprofils (morgens Blutzuckermessung nüchtern und dann nach jeder Mahlzeit) eine gangbare Alternative. Die Ergebnisse kann man auch mit Hilfe des Hausarztes oder der Hebamme auswerten.

Den **Muttermund** während der Schwangerschaft routinemäßig **ertasten** zu lassen, ist eine Untersuchung, die man nicht dulden muss, wenn man nicht will. Gegen Ende der Schwangerschaft, vor allem wenn ein Blasensprung vor Wehenbeginn stattgefunden hat, sollte diese Untersuchung unterlassen werden, da sonst Bakterien von außen vor den Muttermund geschoben werden und im ungünstigsten Fall eine Entzündung verursachen können, die behandelt werden muss. Sich gelegentlich selbst zu Hause zu untersuchen ist weniger gefährlich, da das Immunsystem an die Keime dort gewöhnt ist.

B-Streptokokken sind eine Bakterienart, die bei vielen gesunden Menschen auf der Haut und im Dickdarm vorkommt. Vorübergehend oder bei leicht gestörter Bakterienflora können sie auch in der Scheide vorkommen. In manchen Fällen rufen sie bei Neugeborenen eine Infektion hervor. Ist der Test auf B-Streptokokken in der Schwangerschaft positiv, ist es üblich, der Frau unter der Geburt Antibiotika per Venentropf zu verabreichen. Die Infektionsrate ist allerdings sehr gering (0,5 – 1%) und zudem verursachen auch andere Bakterien gelegentlich Neugeboreneninfektionen.

Vorbeugend ist es sicherlich sinnvoll, für eine gesunde Scheidenflora zu sorgen, indem du durch eine gesunde, zuckerarme Ernährung deine gesamte Körperchemie im Gleichgewicht hältst (Probiose). Ist die Bakterienflora der Scheide gestört, lassen sich Milchsäurepräparate aus der Apotheke verwenden. Knoblauch lokal angewandt hat bei B-Streptokokken offenbar einen ähnlichen Effekt wie Antibiotika.

Du bist, was du isst

Macht dein Essen dich dick, krank und depressiv oder gesund, voller Energie und Lebensfreude? Was wir essen, beeinflusst die Gesundheit (und die des ungeborenen Babys) stärker, als viele annehmen. Kaum etwas anderes hat einen so großen Einfluss auf unsere Gesundheit und unser Wohlbefinden, wie die Ernährungsweise und die Lebensmittel, die wir konsumieren. Gerade die Schwangerschaft kann ein guter Zeitpunkt sein, um die eigenen Ernährungsgewohnheiten auf den Prüfstand zu stellen. Immerhin isst das Baby im Bauch mit. Und es gibt genügend Lebensmittel, die dafür geeignet sind, den bestmöglichen Grundstein für neues Leben zu legen. Der Umstieg auf biologische Lebensmittel hat nicht nur positive Auswirkungen auf den Körper der Mutter, sondern begünstigt auch die gesunde Entwicklung des ungeborenen Kindes. Bei Produkten aus konventioneller Produktion werden Schad- und Giftstoffe oft in hoher Konzentration vom Körper aufgenommen und belasten diesen. In konventionellen Nahrungsmitteln findet sich eine Vielzahl von Pestiziden (Herbizide, Fungizide, Insektizide), Hormonen und Antibiotikarückständen, die über das mütterliche Blut auch auf das Baby übergehen. Besonders die Summenwirkung der verschiedenen Chemikalien ist bis jetzt wenig untersucht und findet auch in der aktuellen Vorgehensweise bei der Festlegung von Grenzwerten keine Beachtung. Letztere werden häufig zu hoch angesetzt (denn sie orientieren sich an gesunden Erwachsenen und nicht an Kindern, Säuglingen oder Kranken) und Langzeit- und Wechselwirkungen werden nicht berücksichtigt. Um ungewollte Belastungen des Organismus zu vermeiden, lohnt sich der Griff zu Bio-Lebensmitteln.

Viele Schwangerschaftskomplikationen hängen direkt oder indirekt mit einer mangelhaften oder falschen Ernährung zusammen. Daher lohnt es sich, seine Ernährung mindestens ein halbes Jahr vor einer geplanten Schwangerschaft zu optimieren. Denn sind die Speicher leer, dann lassen sie sich zu Schwangerschaftsbeginn nicht von heute auf morgen auffüllen. Gerade Beschwerden in der Frühschwangerschaft sind sonst wahrscheinlich. Folgende Probleme sind in der Regel Anzeichen für ernährungsbedingte Schieflagen:

- **Übergewicht und andere Anzeichen für eine gestörte Darmflora:** Zu viele Pfunde bedeuten nicht unbedingt, dass man einfach zu viel gegessen hat. Man hört oft die Entschuldigung: „Bei mir setzt alles an." Da mag etwas Wahres dran sein. Eine ungünstige Ernährung über längere Zeit (meist mit zu viel Zucker, Fastfood und ungesäuerten Weizenmehlprodukten) verändert die Zusammensetzung der Darmflora und damit die Fähigkeit des Darms zu verdauen. Der überschüssige Zucker muss außerdem gespeichert werden – was im Körper als Fett geschieht. In der Folge entstehen Übergewicht, aber auch Nahrungsmittelunverträglichkeiten und -allergien als Zeichen für die geschädigte bzw. veränderte Darmflora. Während man bestimmte Lebensmittel eine Zeit lang meidet, weil man sie nicht verträgt, kann man seinem Darm auch wieder auf die Sprünge helfen - zum Beispiel mit sauer vergorenen Lebensmitteln, selbstgemachter Brühe und leicht verdaulichen Eiweißen.

- **starke Übelkeit:** In der Frühschwangerschaft ist sie häufig Zeichen eines Vitamin B6-, Magnesium- oder eines anderen Mangels. Will man vorbeugen, muss dies vor der Schwangerschaft durch Auffüllen der körpereigenen Reserven geschehen. Ingwer, Vitamin B6 und spezielle Duftöle können Linderung bringen.
- **Karies:** Diese Schädigung der Zähne entsteht vorwiegend durch ein Zuviel an Zucker und einen Mangel an den fettlöslichen Vitaminen D, A und K2. Bakterien spielen nur eine untergeordnete Rolle. Gerade in der Schwangerschaft ist der Bedarf an fettlöslichen Vitaminen erhöht und man sollte daher deren ausreichende Aufnahme im Auge behalten und gegebenenfalls mit entsprechenden Präparaten ergänzen.

Stress lass nach!

Obwohl es gerade in der Schwangerschaft wichtig ist, Entspannung und Ruhe zu finden, fällt gerade das vielen Frauen schwer. Vor allem, wenn es bereits ältere Geschwisterkinder gibt und Erwerbsarbeit, Haushalt und Freizeit organisiert werden müssen, kommt die Entspannung oft viel zu kurz. Dennoch ist es für dich als werdender Mutter wichtig, dass du dir im Alltag Ruheinseln schaffst. Bereits kleine Erholungspausen zwischendurch können für dich und dein ungeborenes Baby eine wohltuende Bereicherung sein. Achte auf ausreichend Schlaf und leg dich ruhig auch tagsüber hin und wieder aufs Sofa und schließe für einige Minuten die Augen. Versuche Verwandte und Freunde für die Betreuung älterer Geschwisterkinder zu begeistern, vielleicht hilft dir auch ein Kindermädchen. Bitte ohne schlechtes Gewissen um Hilfe und Unterstützung, wenn du das Gefühl hast, dass du alleine nicht zurechtkommst. Lass die Hausarbeit auch einmal liegen oder gönn dir für die Zeit der Schwangerschaft (und auch für die erste Zeit nach der Geburt) eine Haushaltshilfe, die dir die Putzarbeiten in Haus oder Wohnung abnimmt.

Und letztendlich gibt es einige effektive Methoden, um deinen Stress gezielt zu reduzieren. Atemübungen, Yoga, kleinere Meditationseinheiten oder das Einlegen von entspannender Musik können wahre Wunder bewirken. Auch wenn es manchmal schwer fällt, sich die Zeit zu nehmen, sich selbst etwas Gutes zu tun, ist gerade das in der Schwangerschaft besonders wichtig. Nicht nur du, auch dein Baby profitiert von den entspannenden Ruheinseln im Alltag.

Ein gebärfreudiges Becken

Für eine unkomplizierte Geburt lohnt es sich, das eigene Becken fit zu halten bzw. fit zu machen. Das kannst du am besten tun, indem du das traditionelle Hocken einübst, das die Menschen in traditionell lebenden Gemeinschaften und wenig industrialisierten Gegenden überall auf der Welt noch mühelos können. Auch bei kleinen Kindern kann diese Körperhaltung immer wieder beobachtet werden. Der an Sitzmöbel und Toilettenstuhl gewöhnte moderne Mensch wird sich damit anfangs schwer tun und möglicherweise nur halb in diese Hocke hinunterkommen. Aber wichtiger als das optische Ergebnis ist das Training der dafür zuständigen Muskulatur. Und irgendwann sind Muskeln und Sehnen wieder so fit, dass du ganz in die tiefe Hocke kommst und dann auch stabil in dieser Position bleiben kannst (ohne dabei die Fersen vom Boden zu heben).

Eine weitere gute Möglichkeit ist der Bauchtanz. Er muss nicht unbedingt professionell betrieben werden, obwohl auch das sicher Spaß macht. Ein kleiner abendlicher Tanz vor dem Badspiegel tut es auch. Hier werden wie beim traditionellen Hocken alle Muskeln des Beckens so trainiert, dass der Beckenboden ins Gleichgewicht kommt. So kann sich das Baby vor der

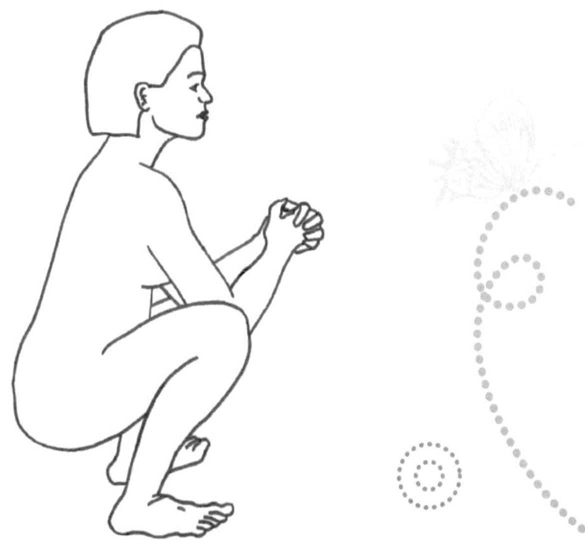

Abb. 6: Hocken

Die meisten Erwachsenen haben verlernt, so zu hocken. Wenn du dieses Hocken regelmäßig übst, trainierst du ganz natürlich deinen Beckenboden und bald kannst du wieder, was kleinen Kindern und Menschen in traditionell lebenden Gemeinschaften noch ganz leicht fällt: bequem und tief hocken.

Geburt gut ins Becken einstellen und findet nachher den Weg nach draußen leichter. Darüber hinaus sind alle Tänze, Yogaübungen und Bewegungsprogramme (beispielsweise auch das Schwimmen) hilfreich, um eine ausgeglichene Körperhaltung zu fördern.

Noch ein Wort zu den sogenannten Kegel-Übungen (bewusstes Anspannen des Beckenbodens): Sie trainieren einseitig bestimmte Muskeln und können – werden sie als einzige Übung angewandt – ein Ungleichgewicht des Beckenbodens noch verstärken. Ergänzend sollten immer Bewegungen hinzukommen, die die gesamte Beckenmuskulatur mit einbeziehen.

Frühgeburtsbestrebungen

Spürbare Wehen lange vor dem errechneten Geburtstermin verunsichern so manche Schwangere. Meist handelt es sich um harmlose Übungswehen, mit denen die Gebärmutter für die Geburt übt. Kommen diese Wehen mit einer deutlichen Regelmäßigkeit, dauern länger als eine halbe Minute und sind vielleicht sogar so schmerzhaft, dass sie veratmet werden müssen, sind dies möglicherweise Anzeichen für eine drohende Frühgeburt. Die Ursachen sind meist Stress oder Überlastung in irgendeiner Form.

Der Frauenarzt kann mittels Ultraschall überprüfen, ob die Wehen muttermundswirksam sind, das heißt, ob sie zu einer Verkürzung des Gebärmutterhalses als Vorbereitung auf eine Geburt führen. Ist das der Fall, solltest du dir zuerst einmal Ruhe gönnen. Oft reicht schon eine ausreichende Entlastung und Stressreduktion, damit die Situation sich wieder beruhigt. Gute Ernährung und ein regelmäßiger Tagesablauf helfen Körper und Seele ebenfalls, wieder ins Gleichgewicht zu kommen. Im Krankenhaus versucht man, die Frühgeburt mittels hochdosiertem Magnesium, Wehenhemmern und anderen Medikamenten aufzuhalten.

Häufig spielen bei Frühgeburten Bakterien eine Rolle, die durch eine gestörte Vaginalflora über die Scheide bis zu den Eihäuten aufsteigen können. Um ein solches Geschehen frühzeitig zu bemerken, kannst du dir Testhandschuhe in der Apotheke kaufen, mit denen sich der Scheiden-pH-Wert bestimmen lässt. Normalerweise ist das Scheidenmilieu sauer. Die anwesenden Milchsäurebakterien verhindern das Aufsteigen anderer Keime. Ist der Körper nicht im Gleichgewicht (z.B. durch emotionalen oder physischen Stress oder durch einen hohen Zuckerkonsum), verändert sich die Bakterienzusammensetzung des Darms, der Haut und der Schleimhäute in eine ungünstige Richtung.

Im weniger sauren Scheidenmilieu fühlen sich plötzlich unerwünschte Bakterien wohl und sorgen mitunter für eine Entzündungsreaktion, die viel zu früh zu wirksamen Wehen und im schlimmsten Fall zu einem Blasensprung führt. Lokal hilft dagegen die Anwendung von Vaginalkapseln oder -zäpfchen mit Milchsäure oder Milchsäurebakterien aus der Apotheke.

Alles Gute für den Damm

Trotz aller Studien, die eindeutig belegen, dass ein Dammschnitt für niemanden von Vorteil ist, wird hierzulande immer noch fleißig zur Schere gegriffen. Dabei ist die Scheide der Frau dafür geschaffen, ein Baby hindurchzulassen. Wenn du während der Geburt aufrecht sein darfst (Rückenlage und halbsitzende Position belasten den Damm überdurchschnittlich), wenn du nicht gegen dein Körpergefühl zum kraftvollen und belastenden Pressen angehalten wirst und du dich spontan in einer entspannten Umgebung bewegen darfst, dann trägst du normalerweise keine schwerwiegenden Verletzungen davon.

Schon in den Tagen vor der Geburt bereitet dein Körper die Scheide nämlich auf ihre Aufgabe vor. Alles wird ganz weich und dehnbar – ganz ohne vorherige Dammmassage oder den Einsatz spezieller Übungsgeräte, die werdenden Müttern von der verkaufsorientierten Industrie angeboten werden. Keine Frau sollte also fürchten, nicht weit genug werden zu können. Allerdings kannst du den Geburtshelfern gegenüber, vor allem denen in der Klinik, kaum deutlich genug klar machen, dass sie die Schere stecken lassen sollen. Keine Frau braucht einen Dammschnitt und keine Frau sollte sich so etwas gegen ihren Willen gefallen lassen müssen.

Wohin zur Geburt?

Seit knapp hundert Jahren ist in unserer Gesellschaft das **Krankenhaus** der bevorzugte Geburtsort. Frauen verbinden damit die Sicherheit, dass im Fall von Geburtskomplikationen alles Notwendige getan werden kann, um Mutter und Kind zu „retten". Vielfach wird dabei übersehen, dass gerade die Gegebenheiten im Krankenhaus erst der Auslöser für viele Komplikationen sind und bestimmte Schwierigkeiten in einem entspannteren und natürlicheren Umfeld gar nicht erst auftreten würden. In der Realität bedeutet die Entscheidung für das Krankenhaus als Geburtsort inzwischen auch eine über 30%ige Chance auf einen Kaiserschnitt und eine etwa 96%ige Chance auf (oft unnötige) Interventionen. Bei ernsthaften Vorerkrankungen oder in bestimmten geburtshilflichen Situationen (beispielsweise Placenta Praevia) bist du im Krankenhaus zur Geburt wohl gut aufgehoben. In allen anderen Fällen ist es nicht unbedingt der beste Geburtsort.

Ist der Weg ins Krankenhaus unumgänglich, dann solltest du nach einer der „besseren" Kliniken Ausschau halten und dir zum Beispiel anhand von Kaiserschnitt-, PDA- und Dammschnittrate vorher ein möglichst genaues Bild von den dortigen Praktiken machen. Selten ist der in Pastelltönen gehaltene Kreißsaal ein Indiz für gute Geburtshilfe. Und auch ein Gebärhocker oder eine Gebärwanne in der Ecke bedeuten noch lange nicht, dass die Geburt dann auch dort stattfinden darf. Zu den besseren Kliniken zählen in der Regel anthroposophische Krankenhäuser. In manchen Kliniken ist es möglich, deine eigene Hebamme mitzubringen, vorausgesetzt, sie arbeitet dort als sogenannte Beleg- oder Wahlhebamme. Dann hast du eine feste Bezugsperson und musst dich nicht mitten unter der Geburt nach acht Stunden Dienst von der einen Hebamme verabschieden und mit einer neuen anfreunden.

Ein **Geburtshaus** wird von Hebammen betreut. Hier sind nur wenige der Interventionen möglich, die im Krankenhaus üblich sind. Du kennst die Hebammen aus der Schwangerschaft und wirst dich in dieser in der Regel gemütlich eingerichteten Umgebung fast wie zu Hause fühlen. Allerdings bist du als werdende Mutter hier nicht die Chefin im Haus und wirst daher vielleicht nicht die gleiche Tiefenentspannung erreichen, die zu Hause möglich ist. Kommen die eigenen vier Wände – aus welchen Gründen auch immer – für die Geburt nicht in Frage, ist das Geburtshaus sicherlich eine gute Alternative.

In der Regel wurde das Baby ganz entspannt zu Hause gezeugt und dort kann es in ähnlicher Manier geboren werden. Kommt eine Hebamme ins Haus, bringt sie ungefähr die gleiche Ausrüstung mit, die auch im Geburtshaus vorhanden ist. Eine PDA ist hier, wie auch im Geburtshaus, nicht zu haben – und in der Regel auch nicht nötig. Bist du in deiner vertrauten Umgebung von vertrauten Personen umgeben, darfst du dich frei bewegen und hemmungslos tönen und stöhnen wie du möchtest, lässt sich die Mächtigkeit der Wehen meist ganz ohne medikamentöse Betäubung meistern. Eine Verlegung ins Krankenhaus ist trotzdem jederzeit möglich. Selbst eine Fahrzeit von fünfzehn Minuten bedeutet normalerweise keinen Nachteil, denn ebenso viel Zeit braucht es auch in der Klinik, um den OP vorzubereiten, sollte – was selten vorkommt – schnell ein Kaiserschnitt notwendig sein.

Wer soll bei der Geburt dabei sein?

Im Krankenhaus wirst du bei der Geburt von einer Hebamme betreut, ggf. mehreren Hebammen bei Schichtwechsel. Steht die Geburt kurz bevor oder bahnen sich Komplikationen an, ist auch ein Arzt zugegen. Je nach Geburtsverlauf und Krankenhausroutine kann es sein, dass sich die Anzahl der Personen, die der Geburt beiwohnen, noch deutlich erhöht. So kann es sein, dass weitere Personen – angehende Ärzte, Hebammenschülerinnen und Säuglingsschwestern – anwesend sind – meist Menschen, die du vorher noch nie in deinem Leben gesehen hast.

Bei einer Hausgeburt wirst du von einer dir vertrauten Hausgeburtshebamme begleitet. Manchmal kann es vorkommen, dass du keine passende Hebamme findest oder einfach nicht das Bedürfnis nach dieser Art von Begleitung hast. Dann kannst du dein Baby in Eigenregie bekommen.

Auch das zu späte Eintreffen der Hebamme am Ort der Geburt kann zu einer Alleingeburt führen.

Zusätzlich kann auch jede andere Person dich begleiten, mit der du dich wohl fühlst: eine Freundin, eine Doula oder dein Partner.

Manche Frauen wollen bei der Geburt gern allein sein. Ihnen reicht es aus, die Hebamme oder den Partner in Rufweite zu wissen.

Wie auch immer du dich entscheidest: Wichtig ist, dass du dich mit der Wahl deiner Begleitperson(en) wohl fühlst. Optimal ist, wenn du gleichzeitig die Freiheit behältst, jemanden auch spontan hinauszuschicken, wenn du das Gefühl hast, dass er oder sie dich und die Geburt blockiert.

Gebären leicht gemacht

Säugetiere und Menschenfrauen gebären am liebsten und besten, wenn sie sich unbeobachtet und sicher fühlen. Beim Menschen dauert die Geburt – so Michel Odent – in einem kleinen, dunklen Raum in der Regel kürzer. Länger dagegen dauert es in einem hellen, großen Saal. Bei der Geburt sollten nur Personen anwesend sein, mit denen du dich als Gebärende so sicher fühlst, dass du dich ganz entspannen und gehen lassen und dem Geburtsgeschehen hingeben kannst. Alle geburtsbegleitenden Personen sollten ruhig und entspannt sein (nicht nur äußerlich!), nicht das Gefühl vermitteln, unter Zeitdruck zu stehen oder darauf zu warten, dass du nun endlich in die Gänge kommst. In der frühen Eröffnungsphase findest du es eventuell kurzweilig und erheiternd, in den Wehenpausen in triviale Gespräche verwickelt zu werden. Vielleicht willst du aber auch allein sein und solltest die Möglichkeit haben, dich ohne Umstände zurückzuziehen.

Schreitet die Geburt weiter fort, brauchst du deine ganze Konzentration für die Wehen und alle belanglosen Gespräche zwischen den bei der Geburt Anwesenden sollten abgebrochen werden. Manche Frauen wollen in dieser Phase überhaupt nicht berührt oder angesprochen werden, andere brauchen viel körperliche Zuwendung und verbale Bestätigung. Idealerweise darfst du dich die ganze Zeit über frei bewegen und wirst dabei nicht von einem CTG-Gerät oder Wehentropf eingeschränkt. So kann deine Kind, der Schwerkraft folgend und durch deine Bewegungen unterstützt, seinen Weg durchs Becken leicht finden. Ein großes Wasserbecken, ein Seil an der Decke oder etwas zum Aufstützen können dir helfen, dich zu entspannen und zu öffnen.

In der Pressphase ist es unnötig, die Gebärende anzufeuern, sie zum Pressen zu animieren und gleichzeitig immer wieder die Finger in ihre Scheide zu stecken und vorzudehnen. Niemand Fremdes muss seine Hände am Kopf des Babys haben, wenn er austritt. Eine gute Hebamme wird auch in dieser Phase der Geburt ruhig auftreten, sich professionell zurückhalten und nur dann eingreifen, wenn es erwünscht oder notwendig ist. Immer

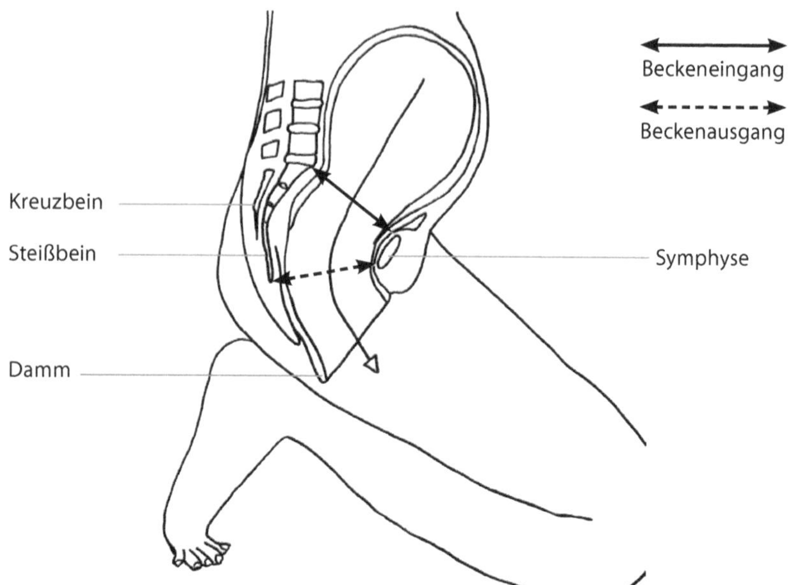

Abb. 7a: Aufrechte Gebärhaltung
In einer aufrechten Gebärhaltung haben Kreuz- und Steißbein genügend Raum, um nach hinten ausweichen zu können. Das Baby erhält allen zur Verfügung stehenden Platz, um das Becken leicht passieren zu können. Die Schwerkraft hilft dabei zusätzlich.

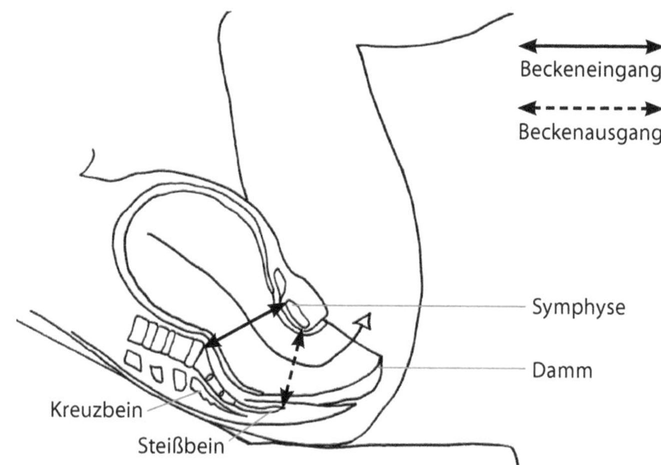

Abb. 7b: Halbsitzende Gebärhaltung
Im Halbsitzen sitzt/liegt die Frau mit ihrem Körpergewicht auf Kreuz- und Steißbein. Eine Bewegung dieser Knochen nach hinten ist in dieser Position nicht oder nur eingeschränkt möglich und der Durchtritt durch das Becken wird dem Kind erschwert. Zusätzlich muss es mehr oder weniger um die Kurve nach oben geboren werden. Man beachte die dabei auftretende Belastung des Dammes.

wird das Baby von dir als Frau geboren (es sei denn, es handelt sich um eine operative Entbindung), egal ob du von medizinischem Personal begleitet wirst oder nicht. Niemand kann das Kind an deiner Stelle herauspressen (obwohl selbst das zuweilen versucht wird).

Du musst das Baby gebären. Deshalb solltest du zuallererst ganz bei dir selbst und deinem Baby sein, Ja zu dem sagen, was dein Körper tut, und von außen kommende Impulse am besten ignorieren oder unterbinden.

Was ist dir wichtig?

Planst du, dich bei der Geburt von medizinisch ausgebildetem Personal begleiten zu lassen, solltest du dich vorher über ein paar Dinge informieren, mit denen dich Geburtshelfer während oder nach der Geburt möglicherweise konfrontieren. Einiges wird auch ohne deine Zustimmung auf eine gewisse Weise gemacht werden. Wenn dir eine andere Vorgehensweise wichtig ist, solltest du diese Punkte vorher schriftlich festhalten und den Geburtshelfern für die Unterlagen überlassen. Du musst allerdings damit rechnen, dass gerade im Krankenhaus viele Wünsche unerfüllt bleiben werden.

Typisch sind ein venöser Zugang, vaginale Untersuchungen (Tasten der Muttermundsweite) und die CTG-Überwachung während der Presswehen. Die einzige Möglichkeit, diese Maßnahmen zu umgehen, besteht darin, erst kurz vor den Presswehen überhaupt im Kreißsaal aufzutauchen, wenn schlichtweg keine Zeit mehr für diese Dinge bleibt.

Zur Beschleunigung der Nachgeburt wird in der Klinik meist standardmäßig ein die Gebärmutter zusammenziehendes Medikament gespritzt. Man lässt der Nachgeburt in der Regel nicht mehr als eine halbe Stunde, um sich von selbst zu lösen. Häufig wird aber auch viel früher bei gleichzeitigem Druck auf den Bauch an der Nabelschnur gezogen, um die Plazentageburt zu beschleunigen. Dabei löst sich die Plazenta nicht selten unvollständig (weil sie in Wirklichkeit mehr Zeit gebraucht hätte, um sich zu lösen), was verstärkte Blutungen zur Folge haben kann. Länger als eine halbe Stunde wartet man in der Klinik in der Regel nicht auf die spontane Geburt der Plazenta. Wenn sie trotz Manipulation nach Ablauf einer gewissen Zeit noch immer nicht da ist, fährt man die Frau in den OP, um die Nachgeburt operativ zu entfernen. Wirklich notwendig ist das selten. Es befindet sich im Rahmen des Normalen, wenn die Plazenta ein bis zwei Stunden braucht, um geboren zu werden. In diesem Zusammenhang kann es hilfreich sein, auf das Auspulsieren der Nabelschnur zu bestehen, bevor diese durchtrennt wird. Das hat nicht nur zahlreiche Vorteile für das eben geborene Kind, sondern auch positive Auswirkungen auf den Geburtsverlauf der Plazenta. Lässt sich die Plazenta dennoch übermäßig Zeit, gibt es einige unbedenkliche und natürliche Maßnahmen, um deren Lösung und Geburt voranzutreiben. So kann es beispielsweise sehr wirkungsvoll sein, wenn das Neugeborene an der Brust der Mutter saugen darf.

Bei der Gabe von Vitamin K und antibiotischen Augentropfen werden die Eltern in der Regel gefragt und es wird kein Druck in irgendeine Richtung ausgeübt. Möchte man eine Lotusgeburt oder die Plazenta mit nach Hause nehmen, sind schräge Blicke und Kommentare nicht ausgeschlossen.

Und die Komplikationen?

Hört man Frauen von ihren Geburten berichten, hört man manchmal dramatische Geschichten, die etwa so enden: „Wäre ich nicht im Krankenhaus gewesen, wären ich oder das Baby gestorben." Vor allem auf eine Schwangere, die ihr erstes Kind erwartet, macht das gehörig Eindruck. Und es macht Angst. Untersucht man diese Geschichten genauer, lässt sich meist feststellen, dass eine Interventionskaskade in Gang gekommen ist, die nur mit weiteren Interventionen wieder in den Griff zu bekommen war.

Vielfach begann alles mit einer Einleitung. Es gibt viele Gründe (Terminüberschreitung, wenig Fruchtwasser, verkalkte Plazenta, Baby scheinbar zu groß oder zu klein), warum Ärzte manchmal meinen, eine Schwangerschaft medikamentös beenden zu müssen. Schlug der Einleitungsversuch an – was nicht immer der Fall ist oder auch einmal mehrere Tage dauern kann –, rief er oft stärkere und schmerzhaftere Wehen hervor als die natürlichen Geburtshormone. Die Kontraktionen waren heftiger und die Pausen dazwischen oft kürzer. Pausen, die die Mutter und das Kind zur Erholung eigentlich brauchten. Weil diese künstlichen Wehen schmerzhafter waren als normale, also natürliche Wehen, bat die Frau schließlich um eine PDA (Periduralanästhesie = Rückenmarksbetäubung). Die PDA hatte aber – wie häufig – zur Folge, dass die Wehen schwächer wurden. Also drehte man den Wehentropf auf. Die Mutter verspürte keinen Schmerz, weil sie von der Taille abwärts betäubt war und ihr Körper produzierte folglich nicht mehr die üblicherweise notwendige Dosis körpereigener Endorphine, die sonst auch das Baby erreichen. Das Baby war also alleine und ohne hormonelle Hilfe durch die Mutter der Wucht der Wehen ausgeliefert, mit wenigen Erholungspausen dazwischen. Als Folge war das CTG auffällig, die Herztöne fielen ab. Jetzt wollte man schnell eingreifen, um das Baby zu „retten", und versuchte, die Geburt auf irgendeine Weise möglichst rasch zu beenden.

So etwas geschieht dann oft mittels Kristeller-Handgriff, Anfeuerung zum Power-Pressen oder gleich Kaiserschnitt. Andere Babys finden den Weg ins Becken erst gar nicht. Weil die Mutter mit PDA, CTG und Wehentropf nahezu bewegungsunfähig ans Bett gefesselt ist und ihrem Baby weder über die Schwerkraft noch durch Beckenbewegungen und die normale Muskelspannung helfen kann, den Weg zu finden. Oder vielleicht auch einfach, weil das Baby merkt: „Meine Mama hat Angst, ist wie gelähmt.

Da traue ich mich nicht raus." Geburt ist so viel mehr Kopfsache, als man glaubt, und die Gefühle der Mutter übertragen sich über die Hormone in der Blutbahn jederzeit auf das Baby.

Für die Eltern findet man als Erklärung eine Ursache wie: „Das Baby konnte gar nicht geboren werden, es hatte die Nabelschnur um den Hals." Dabei werden auch Babys spontan geboren, die die Nabelschnur mehrfach um den Hals haben. Dass die Nabelschnur um den Hals liegt, kommt in der Tat sehr häufig vor und bedeutet keine Zunahme von Komplikationen. Auch mit einer sehr kurzen Nabelschnur kann ein Baby geboren werden, da Plazenta samt Nabelschnur bei der Geburt mit dem Baby tiefer treten. Nur wenige Zentimeter Zugabe sind erforderlich, damit das Baby seinen Kopf durch die Scheide nach draußen schieben kann. Die von Ärzten gegebenen fragwürdigen Erklärungen für die aufgetretenen Geburtskomplikationen lösen für die Eltern erst einmal die Frage nach der Ursache und nur wenige haken genauer nach.

Deshalb solltest du Horrorgeschichten von Geburten nie für bare Münze nehmen und dir am besten gar nicht anhören. Beschäftigt dich eine Geschichte sehr, kannst du sie mit einer erfahrenen Hebamme besprechen. Sie weiß in der Regel, wie sie deinen Ängsten, die solche Geschichten vielleicht auslösen, begegnen muss.

Doch ein Kaiserschnitt?

Es gibt viele angebliche Gründe, warum man Frauen heutzutage einen Kaiserschnitt nahelegt. Nicht umsonst liegt die Kaiserschnittrate in Deutschland und Österreich über 30 Prozent. Interessanterweise gibt es andere Länder in Europa, wo man ohne Nachteile für die Gesundheit von Mutter und Kind mit einer deutlich niedrigeren Sectio-Rate auskommt. Länder, bei denen zu einer normalen Geburt ein Arzt anwesend ist, weisen zum Beispiel stets deutlich höhere Operationsraten auf als Länder, in denen normale Geburten nur von Hebammen geleitet werden.

Es gibt wenige Umstände, die einen Kaiserschnitt zwingend notwendig machen. Dazu gehören beispielsweise eine Quer- oder Schräglage (wenn sie sich nicht durch äußere Handgriffe korrigieren lässt), bei der sich das Baby auch unter Wehen nicht ins Becken dreht (sehr selten), und eine Plazenta, die vor dem Muttermund liegt (Placenta praevia).

Die WHO hält eine Kaiserschnittrate von über zehn Prozent für unnötig und zu hoch. Dem Wiener Gynäkologen Alfred Rockenschaub gelang es zwischen 1965 und 1985 an der von ihm geleiteten Ignaz Semmelweis-Frauenklinik eine niedrige Kaiserschnittrate von unter zwei Prozent zu etablieren, während die Kaiserschnittraten in den umliegenden Kliniken zunahmen. Die amerikanische Hebamme Ina May Gaskin konnte für die von ihr und ihren Kolleginnen geleitete Geburtshilfe auf der „Farm" (Summertown/

Tennessee) seit den 1970er Jahren ähnliche Ergebnisse erzielen. Ihre Kaiserschnittrate lag bei 1,4 Prozent. Diese Zahlen zeigen deutlich, dass Kaiserschnittraten von über 30 Prozent nur schwer gerechtfertigt werden können. Gerne gibt man den Frauen die Schuld, die sich angeblich einen Kaiserschnitt wünschen. In der Realität machen diese sogenannten Wunschkaiserschnitte aber nur einen sehr geringen Prozentsatz aus. Dagegen gibt es viele von Kliniken und Ärzten hausgemachte Faktoren, die hohe Kaiserschnittraten begünstigen:

- die standardmäßige Verwendung und potentiell falsche Interpretation von Ultraschallbefunden
- die standardmäßige und gleichzeitig fehleranfällige Interpretation des CTG
- das mangelnde Wissen der Geburtshelfer um eine normale Entbindung bei Lagevariationen (Beckenendlage, hintere Hinterhauptslage (=Sterngucker)), Mehrlingen und nach vorangegangenem Kaiserschnitt
- mangelndes Vertrauen und fehlendes Verständnis in/für den natürlichen Geburtsprozess und seine Bedeutung für Mutter und Kind (vor allem bei den beteiligten Ärzten)
- die routinemäßige und vorschnelle Anwendung von Interventionen wie Einleitung, Wehentropf, Blasensprengung, PDA sowie geburtserschwerende Traditionen (Geburt im Halbsitzen/Liegen, Pressen auf Anleitung)
- mangelnde Eins-zu-eins-Hebammenbetreuung durch Hebammenmangel und Unterbesetzung
- finanzielle und organisatorische Aspekte (bessere Planbarkeit bei Kaiserschnitt)

Was ist nun zu tun, wenn der Arzt meint, dass bei dir ein Kaiserschnitt notwendig sei? Liegt kein zwingender Grund vor, der einen Kaiserschnitt unumgänglich macht (siehe oben), und bist du mit dem Kaiserschnitt nicht einverstanden, hast du folgende Möglichkeiten:

- eine zweite (und dritte) Meinung einholen
- dich belesen, was andere in dieser Situation erlebt haben, oder wie sie doch ohne OP ausgekommen sind
- eine Geburtsbegleitung finden, die trotzdem eine natürliche Geburt unterstützt

Hinweise für die Zeit nach der Geburt

Neun ereignisreiche Monate liegen nun hinter dir. Die Geburt war vielleicht eine körperliche und emotionale Herausforderung für dich, aber dein Kind und du, ihr habt diese Aufgabe bestimmt wunderbar gemeistert. Langsam stellt sich wieder so etwas wie ein Alltagsleben ein. Vergiss bitte nicht, dass die erste Zeit nach der Geburt nicht umsonst Wochenbett heißt. In den Wochen nach der Geburt ist es besonders wichtig, dass du dich als frischgebackene Mutter erholst. Dein Körper darf sich Zeit zur Rückbildung nehmen und dein Kind und du, ihr müsst euch erst richtig kennenlernen und aneinander gewöhnen. Jetzt ist Zeit zum Kuscheln, Entspannen, Bestaunen und Genießen. Das Wochenbett ist eine sehr sensible und störanfällige Zeit.

Tipps fürs Wochenbett

- Organisiere dir bereits im Vorfeld Unterstützung durch Verwandte, Freunde oder eine Doula.

- Achte auf ausreichend Schlaf und eine ausgewogene Ernährung. Lass dich – wenn möglich – regelmäßig bekochen. Dein Körper ist nach der Geburt auf vielfältige Art und Weise gefordert. Die Rückbildung, die Milchbildung und das Stillen, sowie möglicherweise schlaflose Nächte kosten viel Kraft. Damit dein Körper das alles problemlos bewältigt, solltest du ihm jetzt das Beste geben, was du kannst, und beispielsweise auf Fertigpizza und Co. verzichten – auch wenn die Versuchung angesichts von Zeit- und Schlafmangel groß ist. Mach Essen und Schlafen zu deinen beiden wichtigsten Selbstpflegemaßnahmen! Sind die Nächte unruhig, hol den Schlaf am Tag nach, wenn auch das Baby schläft.

- Beschränke den Besuch in der ersten Zeit! Du und das Baby gehen vor, neugierige Verwandte dürfen warten – oder nur kommen, wenn sie zum Beispiel etwas zum Essen mitbringen.

- Gib Arbeiten ab, die dich belasten, oder lass sie einfach liegen! Eine supersaubere, aufgeräumte Wohnung ist jetzt nicht wichtig.

- Kümmere dich um Kinderbetreuung für ältere Geschwisterkinder! Auch wenn jemand nur für eine Stunde mit den Kindern auf den Spielplatz geht: Du wirst die Ruhe genießen.

- Engagiere eine Hebamme, die dich und dein Kind in der ersten Zeit nach der Geburt betreut.

- Auch wenn es dir so kurz nach der Geburt noch gar nicht relevant erscheint, setze dich frühzeitig mit der bald anstehenden Impfentscheidung auseinander, damit du beim Arzt weißt, was du willst, und dich nicht überrumpelt fühlst. Letztendlich liegt es in der Verantwortung der Eltern, zu entscheiden, ob und in welchem Umfang das Kind geimpft werden soll.

Das Leben wird – vor allem beim ersten Kind – nun ganz anders sein, als es noch vor wenigen Monaten war. Ein neues Familienmitglied ist angekommen und braucht Aufmerksamkeit. Mit dem Baby sind ganz neue Aufgaben und Herausforderungen ins Leben gekommen. Auch wenn die meisten von uns nicht mehr in großen Familienverbänden leben, in den Unterstützung und Hilfe in schwierigen Situationen erwartet werden kann, gibt es für junge Mütter viele Möglichkeiten, sich zu organisieren und zu vernetzen. Im Bedarfsfall stehen Beratungsstellen, Eltern-Kind-Zentren, Stillberatungsorganisationen und mit Sicherheit auch die eine oder andere Freundin gerne mit Rat und Tat zur Seite.

Willst du mehr wissen?

Je mehr du deine Schwangerschaft und Geburt in die eigenen Hände nimmst, desto mehr willst du wahrscheinlich auch wissen. Weiterführende Informationen zu den einzelnen Themenkreisen und darüber, was du vor, bei und nach einer Geburt beachten solltest, findest du in einigen Büchern, die wir im Anhang aufgeführt haben.

Glossar

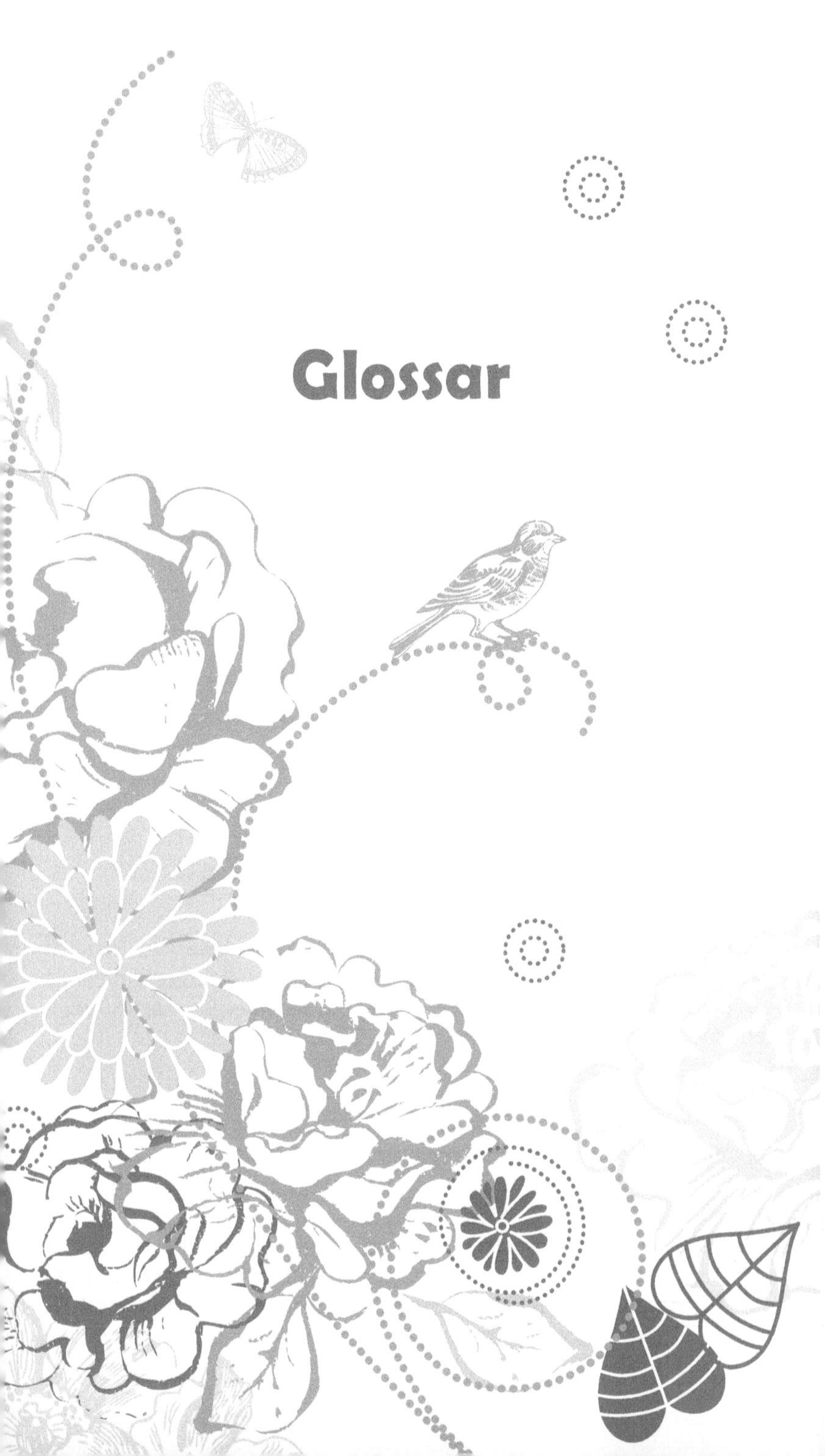

APGAR-Schema

Das Apgar-Schema ist ein Hilfsmittel, mit dem der Vitalitätszustand des Neugeborenen nach der Geburt eingeschätzt werden kann. Je mehr Punkte das Neugeborene nach einer gewissen Zeit erreicht, umso besser ist sein Gesundheitszustand. Das Erreichen von acht bis zehn Punkten nach zehn Minuten gilt als sehr gut. Der Wert nach einer Minute hat wenig Aussagekraft und kann vernachlässigt werden.

Übersicht über die Zusammensetzung der Punktevergabe:

Parameter	0 Punkte	1 Punkt	2 Punkte
Herzaktion (Schläge/min)	keine	unter 100	über 100
Atmung	keine	unregelmäßig, schwach, schnappend	gut, kräftig, schreiend
Muskeltonus	schlapp	mäßige Bewegung der Extremitäten	aktive Bewegung der Extremitäten
Reflexe (bei Berührung des Gesichts)	keine Reaktion	Verziehen des Gesichts	kräftige Reaktion, Schreien
Hautfarbe	blass, blau	Körper rosig, Extremitäten blau	völlig rosig

Dieser Test wird jeweils eine, fünf und zehn Minuten nach der Geburt durchgeführt. Die in jeder Kategorie vergebenen Punkte werden zusammengezählt und ergeben den Apgar-Wert. Manchmal wird der Test nach 30 Minuten wiederholt.

CTG

Die Abkürzung steht für das englische Wort Cardio-toco-graphy, auf Deutsch Herzton-Wehen-Schreibung. Mittels Ultraschalldopplerverfahren werden die Herztöne des Kindes und Gebärmutterkontraktionen gemessen und anschließend von einem Gerät auf einen Papierstreifen aufgezeichnet. Das CTG zu deuten ist eine Kunst für sich und sehr fehleranfällig. Unter der Pressphase ist es beispielsweise normal, dass die Herztöne als Reaktion auf die natürliche Geburtsbelastung vorübergehend „schlechter" werden. Trotzdem wird ein Abfallen der Herztöne in dieser Phase der Geburt in der Klinik immer noch sehr häufig zum Anlass genommen, um Hektik zu verbreiten, das Kind mittels Kristellern schneller herauspressen zu wollen oder zumindest eine Mikroblutuntersuchung (Entnahme von Blut aus dem kindlichen Kopf) anzuordnen. Es kommt auch vor, dass das CTG keine Wehen anzeigt, obwohl kräftige Wehen vorhanden sind. Studien zufolge konnte die Einführung des CTGs keine Verbesserung für das kindliche Befinden nach der Geburt erreichen, dagegen aber einen steilen Anstieg der Kaiserschnittraten. Trotzdem ist eine CTG-Überwachung während der Geburt heute in den Kliniken Standard. Moderne Geräte sind außerdem dazu konzipiert, die Kindsbewegungen aufzuzeichnen. Es gibt auch kabellose Geräte, die der Gebärenden mehr Bewegungsfreiheit bieten sollen.

Doula

Eine Doula ist eine Frau, die in der Regel bereits eigene Kinder geboren hat und aufgrund dieser Erfahrung anderen Frauen – von Mutter zu Mutter – während der Zeit der Schwangerschaft, bei der Geburt und im Wochenbett zur Seite stehen kann. Bei der Geburt ist die Doula als vertraute Person vor Ort und bietet der Gebärenden physische und emotionale Unterstützung. Die Erfahrung hat gezeigt, dass gerade auch Frauen, die aktuell keinen Partner haben oder diesen nicht zur Geburt mitnehmen wollen, von einer Doula als Geburtsbegleitung profitieren. Die Kosten für eine Doula werden allerdings nicht von der Krankenkasse übernommen und müssen selbst getragen werden.

Hebammenhinzuziehungspflicht

Die Hebammenhinzuziehungspflicht in Deutschland verpflichtet medizinisches Personal, zu jeder Geburt eine Hebamme hinzuzuziehen. Anders als in Österreich gilt diese Pflicht in Deutschland aber nicht für die schwangere Frau. In Österreich dagegen verpflichtet man die Frau, zur Geburt und zur Betreuung des Neugeborenen eine Hebamme dazuzurufen. Bisher hat es dort aber keinen Fall gegeben, wo eine Frau aufgrund der Vernachlässigung dieser Pflicht angeklagt worden wäre.

Konzeptionstermin

Als Tag der Empfängnis oder auch Konzeptionstermin bezeichnet man den Tag, an dem die Befruchtung stattgefunden hat. Dieser Tag entspricht ziemlich genau dem Tag, an dem der Eisprung stattfindet. Das Ei ist ab Eisprung nämlich 24 Stunden lebendig und befruchtungsfähig. Der Geschlechtsverkehr, der zum Eintreten der Schwangerschaft geführt hat, kann an diesem Tag, aber auch bis zu mehreren Tagen vor dem Eisprung stattgefunden haben. Im fruchtbaren Zervixschleim sind die Spermien einige Tage überlebensfähig und können so auf das Ei „warten". Um den Eisprung zu bestimmen, lassen sich sogenannte Ovulationstests heranziehen, die über die Hormonkonzentration im Urin den Tag des Eisprungs bestimmen. Einfacher und billiger ist die tägliche Messung der Aufwachtemperatur in Zusammenhang mit der Beobachtung des Zervixschleims. Ein Anstieg der Temperatur um mindestens 0,3° C mit darauffolgender Hochlage der Temperatur ist ein deutliches Zeichen für einen stattgefundenen Eisprung. Eine Schwangerschaft tritt (Geschlechtsverkehr vorausgesetzt) am wahrscheinlichsten ein, wenn am meisten spinnbarer Zervixschleim entsteht und die Lust bei der Frau am größten ist. Ist der Konzeptionstermin bekannt, erlaubt dies eine genauere Bestimmung des voraussichtlichen Geburtstermins, da der Eisprung wenige Tage, aber auch mehrere Wochen nach dem ersten Tag der letzten Regelblutung, der gewöhnlich für die Berechnung herangezogen wird, stattgefunden haben kann.

Kristeller-Handgriff

Um in der Austreibungsphase die Geburt des Kindes zu beschleunigen, wird immer wieder das sogenannte Kristellern praktiziert. Dabei schieben Hebamme oder Arzt während der Wehen mit Händen oder Ellenbogen das Kind von oben über die Bauchdecke nach unten, während die Mutter zu kraftvollem Pressen angeleitet wird. Der Druck auf die Bauchdecke beziehungsweise obere Gebärmutter wird als sehr unangenehm und schmerzhaft empfunden. Dieses geburtshilfliche Manöver ist risikoreich und auch unter Geburtshelfern nicht unumstritten. Studien zufolge hat es keinen messbaren Nutzen, führt aber zu häufigeren Verletzungen der Geburtswege.

Lotusgeburt

Bei einer Lotusgeburt wird die Nabelschnur nach der Geburt nicht durchtrennt, sondern man wartet, bis die Nabelschnur samt Plazenta nach ein paar Tagen von selbst abfällt. Die Plazenta wird mit Kräutern und viel Salz haltbar gemacht, um einen Fäulnisprozess zu verhindern. Solange die Nabelschnur noch nicht abgefallen ist, wird sie in einem gesonderten Gefäß oder Behältnis neben dem Baby aufbewahrt.

Ödeme

Ödeme sind Wassereinlagerungen, die vor allem im letzten Drittel der Schwangerschaft bei einem Großteil der Schwangeren auftreten. Sie treten vorwiegend an den Extremitäten auf, manchmal auch im Gesicht. In der Regel sind diese Ödeme ungefährlich. Meist kann mit genügend Eiweiß- und Salzzufuhr durch entsprechende Speisen eine Linderung der Symptome erreicht werden. Bei einem Auftreten vor der 24. Schwangerschaftswoche, in Verbindung mit einem Blutdruckanstieg oder anderen Symptomen sollte ein Arzt aufgesucht werden.

Risiko

Wenn in der Medizin der Begriff „Risiko" verwendet wird, ist damit die Wahrscheinlichkeit gemeint, mit der ein bestimmtes unerwünschtes Ereignis unter bestimmten meist ungünstigen Voraussetzungen oder Umständen eintritt. Sind diese Voraussetzungen oder Umstände nicht gegeben, sinkt auch die Wahrscheinlichkeit des Auftretens dieser Komplikationen. Die Wahrscheinlichkeit und damit das medizinische sogenannte Risiko für das Reißen der Narbe bei einer Geburt nach Kaiserschnitt beträgt beispielsweise – je nach Studien – zwischen 0,3 und 0,6 Prozent. Das Risiko in diesem Fall bedeutet in der Praxis, dass bei 1000 Geburten nach Kaiserschnitt etwa drei bis sechs Frauen eine Ruptur erleiden.

Varikosis

Varizen/Krampfadern treten in der Schwangerschaft häufig auf. Grund dafür sind beispielsweise die veränderte Hormonlage in der Schwangerschaft, die Zunahme des Blutvolumens und der erhöhte Druck auf die Venen. Meist sind die Beine betroffen, vereinzelt kann jedoch auch die Vulva oder der After (dort heißen die erweiterten Venen Hämorrhoiden) betroffen sein. Vorbeugen oder lindern lässt sich eine Varikosis beispielsweise durch ausreichend Bewegung, das regelmäßige Hochlagern der Beine und Wechselduschen. In den meisten Fällen verschwinden die schwangerschaftsbedingten Varizen übrigens nach der Geburt wieder, sind also kein Grund zu großer Sorge. Muss man berufsbedingt lange still stehen oder sitzen oder hat bereits mit Krampfadern zu tun, können Stützstrümpfe, die bis unter das Knie gehen, vorbeugen oder Linderung verschaffen. Stützstrumpfhosen oder Strümpfe, die das ganze Bein bedecken, sind in der Regel nur dann zu empfehlen, wenn man bereits Krampfadern oberhalb der Knie hat, die Beschwerden machen. Bei bereits vorhandenen Krampfadern muss man damit rechnen, dass sie bei jeder Schwangerschaft ein bisschen ausgeprägter werden.

Geburtszeitraum Gravidarium: ganz entspannt austragen

Mit dieser Scheibe kannst du den Geburtszeitraum berechnen. Schneide dazu die kleinere Scheibe auf Seite 79 aus und lege sie hier mittig auf die größere Scheibe. Nun drehe den Zeiger des 1. Tages der letzten Regel auf den entsprechenden Tag und lies den Geburtszeitraum ab.

Nur wenige Kinder werden tatsächlich am errechneten Geburtstermin geboren, gib also dir und deinem Baby Zeit für eure ganz individuelle Dauer der Schwangerschaft!

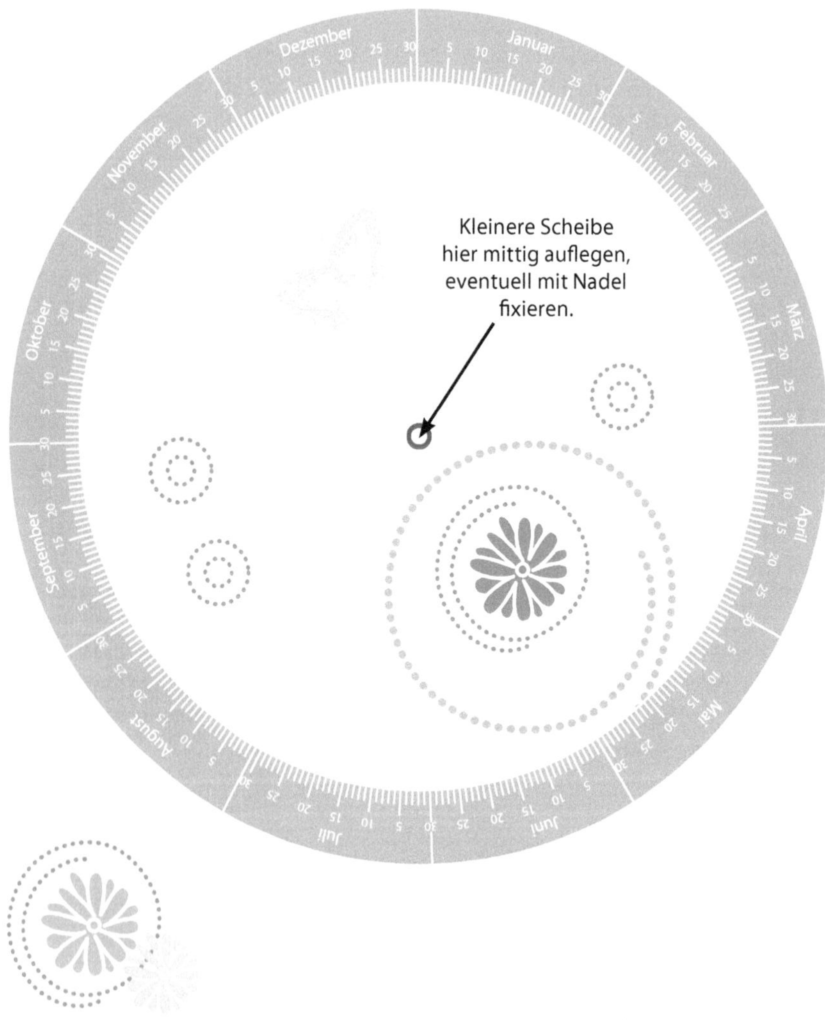

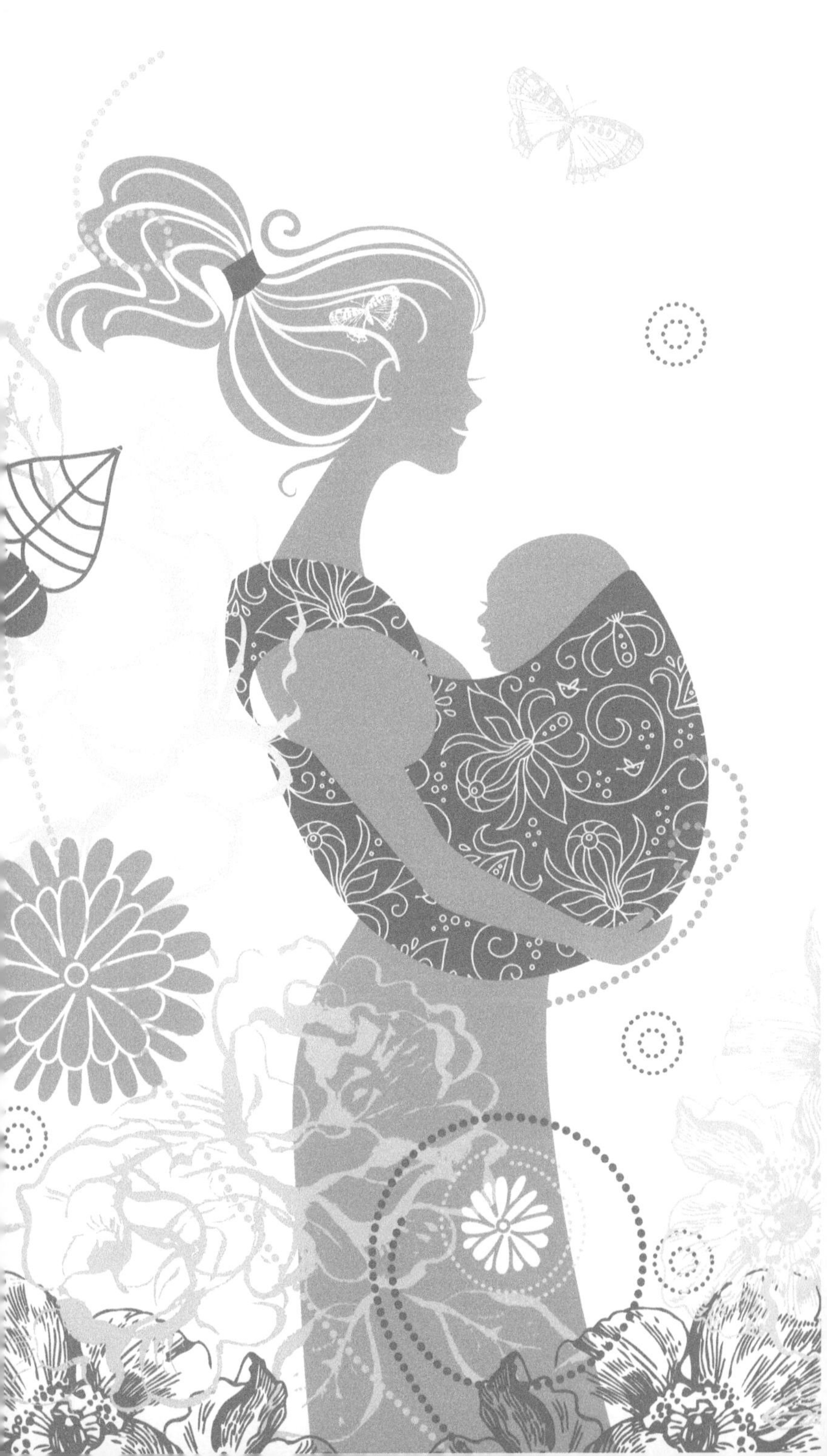

Weiterführende Literatur

Davis, Elizabeth & Pascali-Bonaro, Debra (2010): Orgasmic Birth. Your Guide To A Safe, Satisfying, And Pleasurable Birth Experience. Rodale. New York.

Gaskin, Ina May (2002): Spiritual Midwifery. Book Publishing Company. Summertown.

Gaskin, Ina May (2008): Die selbstbestimmte Geburt. Handbuch für werdende Eltern. Mit Erfahrungsberichten. Kösel-Verlag. München.

Leboyer, Frèdèrick (2007): Geburt ohne Gewalt. Kösel-Verlag. München.

Liedloff, Jean (2009): Auf der Suche nach dem verlorenen Glück. Gegen die Zerstörung unserer Glücksfähigkeit in der frühen Kindheit. Verlag C.H. Beck. München.

Moser, Doris (2016): Der überwachte Bauch. Wie viel ärztliche Schwangerenvorsorge brauch ich wirklich? edition riedenburg. Salzburg.

Moser, Doris (2016): Schwangerschaft schafft Heldinnenkraft. Dein Guide für eine selbstbestimmte Schwangerschaft und kraftvolle Geburt. edition riedenburg. Salzburg.

Odent, Michel (2006): Geburt und Stillen. Über die Natur elementarer Erfahrungen. Verlag C.H. Beck. München.

Schmid, Sarah (2014): Alleingeburt. Schwangerschaft und Geburt in Eigenregie. edition riedenburg. Salzburg.

Geburtszeitraum Gravidarium: Scheibe zum Ausschneiden

Tipp: Du findest die Scheiben in einem größeren Format als PDF-Datei zum Download auf unserer Website:

www.editionriedenburg.at

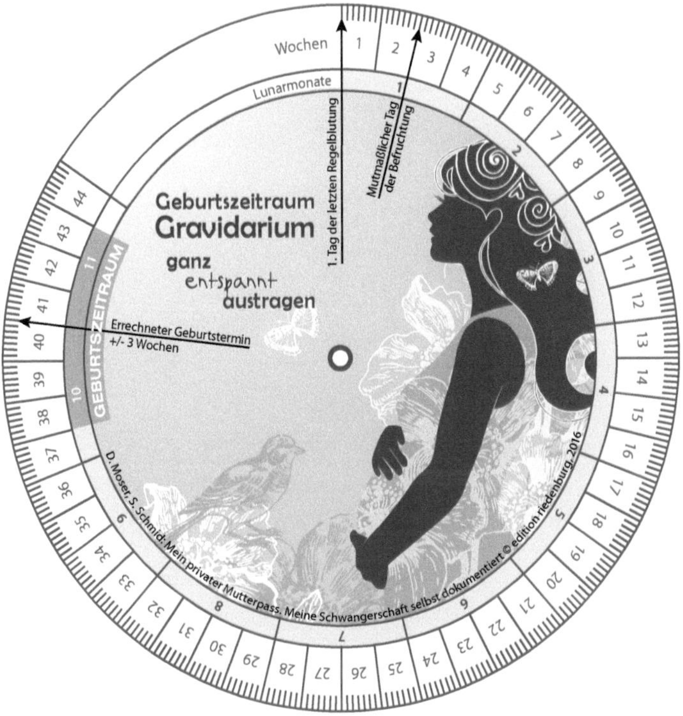

Wochen

Lunarmonate

1. Tag der letzten Regelblutung

Mutmaßlicher Tag der Befruchtung

Geburtszeitraum
Gravidarium
ganz entspannt austragen

Errechneter Geburtstermin
+/- 3 Wochen

GEBURTSZEITRAUM

D. Moser, S. Schmid: Mein privater Mutterpass. Meine Schwangerschaft selbst dokumentiert © edition riedenburg, 2016

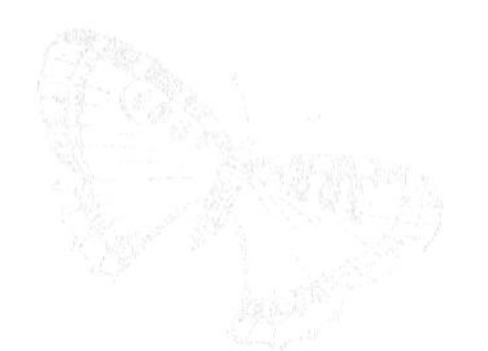

Notizen

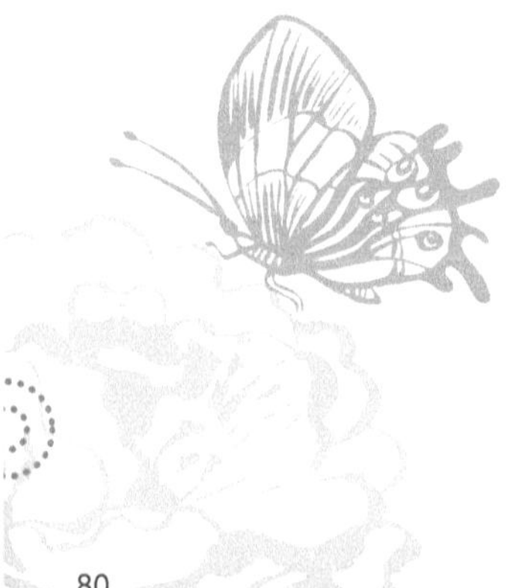

Notizen

Notizen

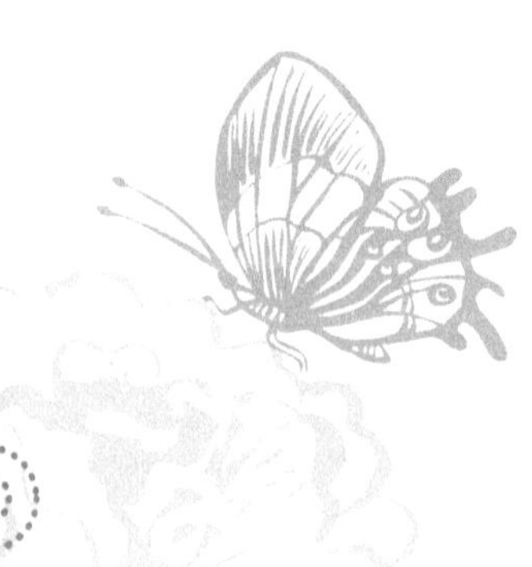

Notizen

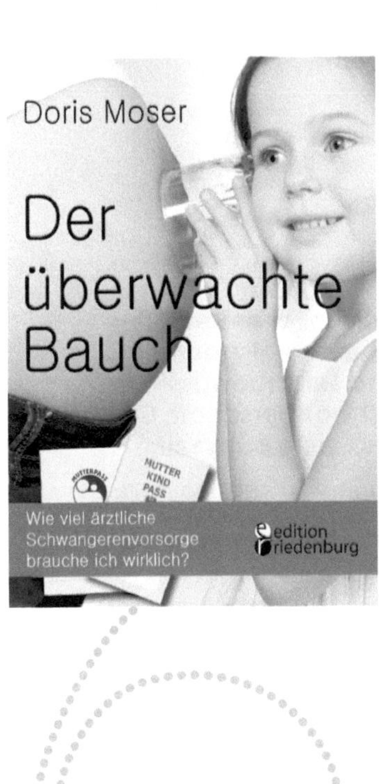

edition riedenburg

Endlich schwanger, endlich sicher vorgesorgt beim Gynäkologen des Vertrauens.

Doch wer profitiert tatsächlich vom überwachten Bauch? Das derzeit gängige Modell ärztlicher Schwangerenvorsorge wird kaum kritisch hinterfragt. Und das, obwohl Problemschwangerschaften, gewaltsame Eingriffe in den Geburtsverlauf und Interventionen bis hin zum Kaiserschnitt seit Jahren zunehmen, Tendenz steigend.

Das Spiel mit der Angst vor unsicheren Ausgängen macht schwangere Frauen zu lukrativen Patientinnen. Vom Arzt definierte „Risiken" bedeuten oftmals das Ende der Selbstbestimmtheit. Die frohe Hoffnung weicht dem jähen Zweifel, und dieser ruft nach noch mehr Kontrolle. Wo wird diese Entwicklung hinführen – und wie können wir sie positiv beeinflussen?

Die Medizinanthropologin Doris Moser setzt sich anhand des österreichischen Mutter-Kind-Passes, des deutschen Mutterpasses und der Situation in der Schweiz kritisch mit der gängigen Schwangerenvorsorge auseinander. Sie hat Mütter und Hebammen zu ihren Erfahrungen mit dem System und ihren Wünschen für die Zukunft befragt.

Dabei treten herbe Lücken der Schwangerenvorsorge zutage. Nicht zuletzt deshalb, weil absurderweise ausgerechnet die Hebammen - ausgebildete Spezialistinnen für Schwangerschaft und Geburt - kaum ein Mitspracherecht haben und aufgrund geringer Entlohnung um ihre Existenz fürchten müssen.

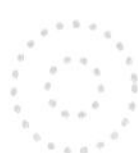

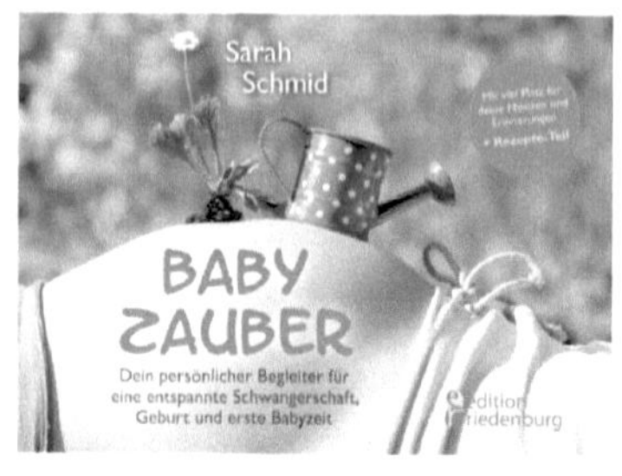

Babyzauber ist dein persönlicher Begleiter für eine entspannte und selbstbewusste Schwangerschaft, Geburt und erste Babyzeit.

Sarahs wertvolle Tipps helfen dir dabei, deine Intuition zu schärfen und gängige Gewohnheiten zu hinterfragen.

Lerne die Signale deines Körpers im Rahmen deiner Selbstvorsorge zu interpretieren. So bist du stets gut informiert und kannst die magischen 9 Monate mit deinem kleinen Bauchbewohner gesund genießen.

Damit die Geburt zu einem sicheren Höhepunkt wird, planst du sie mithilfe dieses Buches bis ins kleinste Detail. Du überlässt nichts dem Zufall und prüfst deine Geburtshelfer bereits im Vorfeld auf Herz und Nieren.

Das Baby ist da und mit ihm Emotionen, die du so nicht kanntest. Tauche ein in eine erfüllende Stillzeit und sei stolz auf deine einzigartigen Mama-Fähigkeiten. So wirst du auch Babys ersten Schnupfen besiegen und weißt, wie du turbulente Nächte und manch andere Herausforderungen mamaschonend meisterst.

Mit im Buch: Viel Platz für deine Notizen und Erinnerungen • Tipps zum Alltags-Management mit Baby • Ernährungstipps & Rezepte für leckere Gerichte in Schwangerschaft und Stillzeit

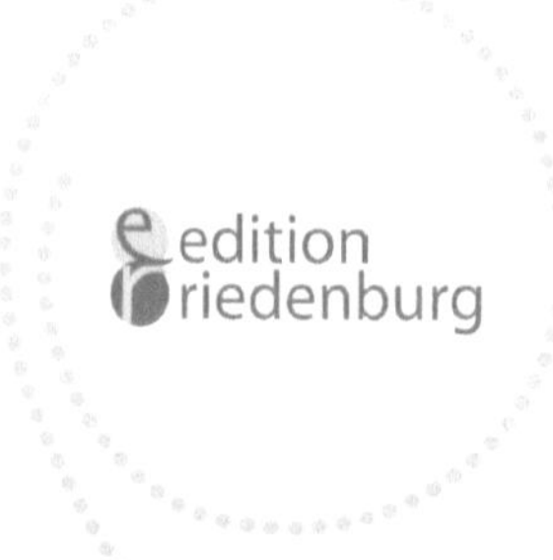

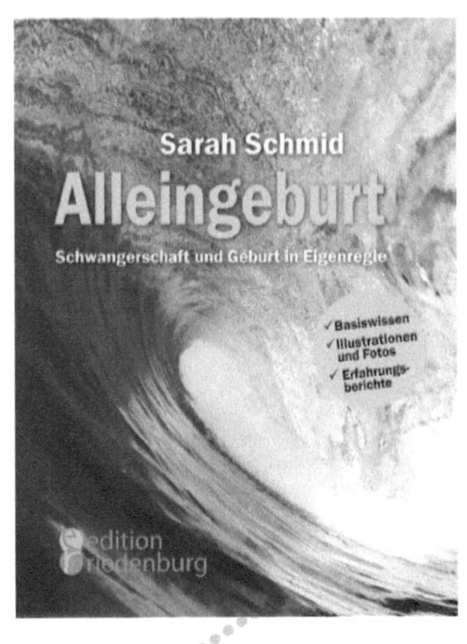

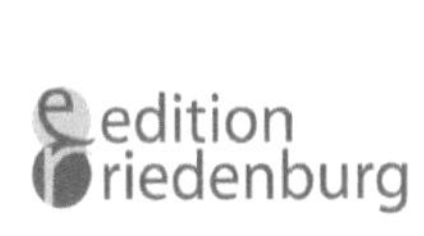

Ein Kind bekommen, einfach so? Ohne Krankenhaus, Hebamme und Anleitung zum Pressen?

Sarah erklärt, wie die Geburt in Eigenregie zu einem glücklichen Ereignis werden kann. Und sie gibt Antworten auf wichtige Fragen rund um eine selbstverantwortete Schwangerschaft und Entbindung. Darunter:

• Wodurch kann ich meine Gesundheit in der Schwangerschaft fördern?

• Weiß ich auch ohne Herztonkontrolle, ob es dem Baby gut geht?

• Welche Maßnahmen sind sinnvoll, wenn die Geburt ins Stocken gerät?

• Was tun, wenn die Nabelschnur bei der Geburt um den Hals gewickelt ist?

• Alleingeburt nach Kaiserschnitt oder bei Beckenendlage

In „Alleingeburt" vermittelt Sarah gesundes medizinisches Basiswissen und räumt gleichzeitig mit beängstigenden Geburtsmythen auf. Ihr Buch ist daher auch für all jene eine wertvolle Lektüre, die Schwangerschaft und Geburt im klassisch betreuten Umfeld planen oder selbst als GeburtshelferIn tätig sind.

Mit im Buch: Zahlreiche Illustrationen zur besseren Verständlichkeit • Bebilderte Erlebnisberichte über die geplanten oder ungeplanten Alleingeburten von 30 Müttern • Tipps für die erste Zeit mit dem Neugeborenen

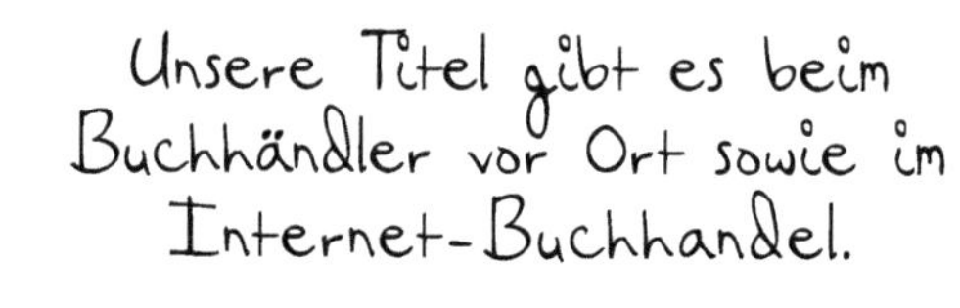
Unsere Titel gibt es beim
Buchhändler vor Ort sowie im
Internet-Buchhandel.

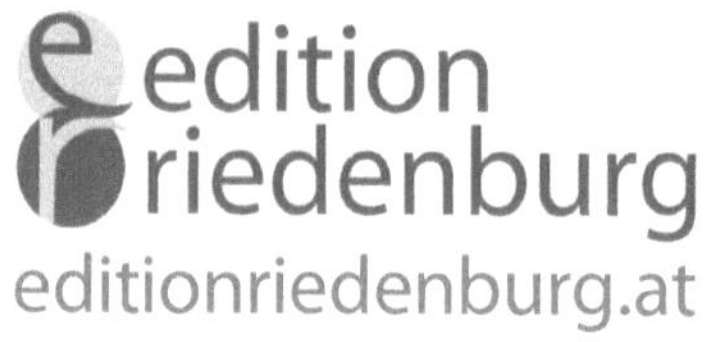
edition
riedenburg
editionriedenburg.at

www.ingramcontent.com/pod-product-compliance
Ingram Content Group UK Ltd.
Pitfield, Milton Keynes, MK11 3LW, UK
UKHW041844200726
13854UKWH00005BA/2061

9 783903 085091